目　录

第一章 腕踝针

一、定义

腕踝针，是中医针刺理论与现代全息理论结合的现代运用之一，通过在腕踝部选取适宜的进针点，用毫针平行肢体长轴沿皮下刺入以治疗疾病的针刺方法。

二、历史沿革

腕踝针疗法理论源于《灵枢·刺要论》"病有浮沉，刺有浅深，各至其理，无过其道"，是取传统针刺手法中浅刺法为核心，依据中医经络循行及皮部理论，同时结合现代神经支配理论而产生的新型针法，其操作类似于《灵枢·官针》中"毛刺者，刺浮痹皮肤也"，以平刺入皮下为进针的目的，本疗法结合三阴三阳理论将身体简要分为6纵区，在手腕部和足踝部各设定6个针刺进针点以主治6个纵区病证，不同于传统的经络针刺，穴位遍及全身，本法因针刺部位仅限于腕踝而得名。本疗法最初为中国人民解放军海军军医大学张心曙教授等于19世纪60年代在生物电刺激疗法治疗过程中观察所得，在此基础上，结合传统经络学说、生物全息、神经解剖的知识，不断实践探索而逐步形成。经过不断临床尝试，腕踝针目前已应用于治疗各种痛症、周围神经疾病、皮肤病等多种病证。随着国家对于中医学的重视及发展，腕踝针以其简便，确有其效，而又兼备安全易学的特点，得到运用、普及。

三、基本原理

（一）中医原理

1. 标本、根结理论是腕踝针法的理论基础

中医经络理论中有独立的标本、根结理论学说，"标本"主要指经脉腧穴分布部位的上下对应关系。"标"原意是树梢，意为上部位置，与人体头面胸背相应；"本"是树根，意为下部位置，与人体四肢下端相应。"根结"指经气的所起与所归，"根"指根本、开始，即四肢末端的井穴；"结"指结聚、归结，即头、胸、腹部。故十二经脉以四肢为"根"，以头、胸、腹三部为"结"。元·窦汉卿在《针经指南·针经标幽赋》中指出"更穷四根三结，根据标本而刺无不痊"，其意为针刺"根、本"可以有效激发经气，通调脏腑经络，进而达到全身治疗的效果。腕踝针所取的十二个刺激点均位于腕踝关节，为四肢末端所聚之处，为三阴三阳交合之处，可称为十二经脉的根本之聚合，针刺该部充分体现了中医标本、根结理论。

2. 腕踝针疗法中的身体分区与经络理论中的十二皮部相对应

《黄帝内经》将身体阴阳划分"故背为阳,阳中之阳,心也;背为阳,阳中之阴,肺也;腹为阴,阴中之阴,肾也;腹为阴,阴中之阳,肝也;腹为阴,阴中之至阴,脾也",三阴三阳各有其所属脏腑,且阴阳十二经均通过络脉、经别使经气布散于体表,形成"十二皮部"。而腕踝针6个纵区划分与经络阴阳皮部大体相似,腕踝部位的针刺点也与十二经脉相关联。将《灵枢·经脉》中十二经脉的是动病、所生病与腕踝针主治病证对比,两者主治证候大同而小异。同时腕踝针以真皮层为主要作用部位,此处为营卫交合之处,为经气聚散之会,刺之可达到调节阴阳、营卫、气血之功,起到祛邪扶正的治疗作用。

(二)现代医学科学原理

1. 神经反射调整观

系统解剖学及神经病学不断地探索及发展,神经体表定位越来越精细,通过体表部位的症状可以推测所属脊髓节段及高级中枢分区。刺激相应的体表感受器,可起到调节高级神经中枢的作用,其中腕踝针所刺激的皮下浅表层包含了丰富的外周及中枢感受器,通过针刺的刺激,可将信号传至高级中枢进行汇合,通过传出神经及效应器作用于体表及内脏,从而调节相应人体功能,而达到治疗效果。

2. 全息理论

全息是指部分包含着整体的全部信息,它所体现的是单元与单元、单元与总体之间在所有变化发展的过程中具有同一性。中医的耳针、诊脉、望诊均含有全息思想,认为人体的部分不管在功能还是结构上既是整体的组成部分,又是整体的反映单位,经络皮部系统亦有该特性。腕踝部的各个针刺点均对应人体的相应分区,腕踝针通过针刺腕踝部皮下组织即可改变整个人体的状态,并可治疗该区内的疾病,即每一区均可起到改变整体功能的作用。

3. 生物力学观

学者通过对腕踝针的镇痛机制的研究,发现其镇痛不仅包含传统的将针刺刺激上传至中枢产生的神经体液反射,同时针刺皮下组织,对皮下组织局部产生的刺激改变了其原有的稳态,这一改变引起的反应会导致周围的毛细血管及小静脉的动力学发生变化,这种动力学改变可改变局部血流,使原有的病理状态在此打破,通过复杂的神经体液调节在此产生新的稳态,同时局部异物的刺激使得炎症因子趋化,进而调节机体的炎症反应。

四、适应证和禁忌证

(一)适应证

(1)各种急、慢性疼痛,如软组织损伤疼痛、术后疼痛、炎性疼痛、外伤疼痛、癌症疼痛等。

(2)精神类疾病:失眠、更年期综合征、抑郁、创伤后应激障碍等。

(3)神经系统疾病:周围神经炎、糖尿病周围神经病、带状疱疹神经痛、化疗后神经毒等。

（4）其他：内科、外科、妇科、儿科、皮肤科等各科部分病证，如消化不良、胆囊炎、皮肤病、神经症、肩周炎、腹痛等。

（二）禁忌证

（1）腕踝部位肌肉痉挛者。

（2）针刺部位有血管怒张、瘢痕、黑色素痣、伤口、严重溃疡及肿物者。

（3）妇女月经期、妊娠期 3 个月以内者。

五、操作规范

（一）中医四诊收集病史资料，辨证施治

在进行腕踝针操作之前，需通过望、闻、问、切，从不同角度收集患者的病史、症状、体征，辨病辨证结合。分辨明确的部位、经络归属、是否适合操作，有无禁忌证等。

（二）治疗前医患充分沟通

需在施针前和患者充分沟通，告知注意事项及可能出现的意外，明确告知患者腕踝针在腕踝部行皮下浅刺，局部解剖结构简单，操作便利，无须过度暴露，不涉及个人隐私，针刺入后肢体活动不受限制，针刺时痛感较轻，针刺部位较少，患者多能配合。

（三）器械检查

根据病情和进针点选择 1 寸或 1.5 寸毫针、75%酒精棉球、消毒干棉球、污物盘、锐器盒。

（四）医疗安全

（1）针具消毒：检查针具消毒日期，包装是否破损。

（2）部位消毒：可用 75%酒精或聚维酮碘在施术部位消毒。

（3）医者消毒：遵循七步洗手法进行消毒，佩戴口罩、帽子。

（4）器物回收：针具处理严格依据医疗垃圾处理办法，避免外泄。

（五）腕踝针身体分区及进针点

1. 身体 6 分区

身体分区为纵行六区和上下两段。纵行六区包括头、颈、躯干六区和肢体六区两部分。

（1）头、颈、躯干六区：以前后正中线为分界，将身体两侧面由前向后划分为 6 个纵行区，用数字 1～6 编号，见图 1-1～图 1-3。

1 区：前中线两侧。分别称为左 1 区、右 1 区。头面部在前正中线至两侧眼眶外缘垂直线之间的区域；胸部自前正中线至两侧胸骨内侧缘垂线；腹部自前正中线至两侧腹直肌外缘区域。

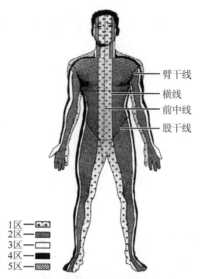

图 1-1　腕踝针身体分区正面图

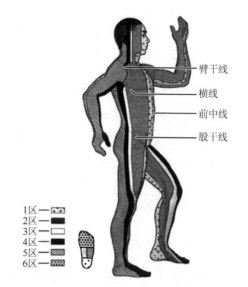

图 1-2　腕踝针身体分区侧面图

图 1-1～图 1-5 引自《国家标准·腕踝针》

（GB/T 21709.19—2009）。

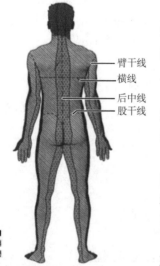

图 1-3　腕踝针身体分区背面图

2 区：从 1 区边线到腋前线之间所形成的区域，左右对称为左 2 区、右 2 区。头颈部包括颞前部、面颊、后牙、颌下、甲状腺；胸部沿锁骨中线向下区域，包括锁骨上窝、上胸部、乳中部、前胸、肺、肝（右侧）、侧腹部。

3 区：从腋前线至腋中线之间所形成的区域，左右对称。包括沿耳廓前缘、腮腺、腋前缘垂直向下的狭窄区域、乳房近腋前缘部分。

4 区：前后面盘界。即腋中线至腋后线之间所形成的区域，左右对称，包括自头顶经耳向下至颈，肩部沿斜方肌缘，胸腹部自腋窝至髂前上棘的胸侧壁及腹侧部区域。

5 区：腋后线至 6 区边线之间所形成的区域，左右对称。与前面的 2 区相对。包括颞后部、颈后外侧靠斜方肌缘、肩胛冈上窝及肩胛中线垂直向下区域的背和腰。

6 区：后中线两侧，与 1 区相对。包括枕、颈后部、颈椎棘突至斜方肌缘，胸椎棘突至肩胛骨内缘、腰椎与骶正中嵴至尾骨两侧、肛门。

（2）肢体六区：以臂干线和股干线分别为躯干与四肢的分界线。臂干线环绕肩部三角肌附着缘至腋窝，股干线自腹股沟至髂嵴。

当两侧的上下肢处于内侧面向前的外旋位置，即四肢的阴阳面和躯干的阴阳面处在同一方向并互相靠拢时，以靠拢处出现的缘为分界，在前面的相当于前中线，在后面的相当于后中线，这样四肢的分区就可按躯干的分区类推。

（3）上下两段：以胸骨末端和两侧肋弓的交接处为中心，划一条环绕身体的水平线，相当于解剖学横膈位置，称为横线。横线将身体两侧的六个区分成上下两段。横膈线以上各区分别为上1区、上2区、上3区、上4区、上5区、上6区；横膈线以下各区为下1区、下2区、下3区、下4区、下5区、下6区。如需标明症状在左侧还是右侧，在上还是在下，又可记作右上2区或左下2区等。

2. 腕踝针进针点

（1）腕部进针点：左右两侧共6对，在腕横纹上2寸（同身寸，相当于内关穴或外关穴）位置上，环前臂做一水平线，从前臂内侧尺骨缘开始，沿前臂内侧中央，前臂内侧桡骨缘，前臂外侧桡骨缘，前臂外侧中央，前臂外侧尺骨缘顺序，依次取上1、上2、上3、上4、上5、上6进针点，见图1-4。

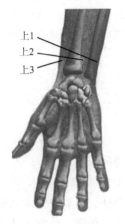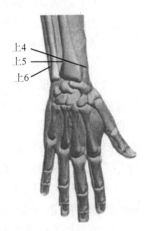

图1-4 腕部进针点图

上1：在小指侧的尺骨缘与尺侧腕屈肌腱之间。

上2：在腕掌侧面的中央，掌长肌腱与桡侧腕屈肌腱之间。相当于内关穴处。

上3：在桡骨缘与桡动脉之间。

上4：在拇指侧的桡骨内外缘之间。

上5：在腕背的中央，桡骨与尺骨两边缘之间。

上6：在腕背侧，距小指侧尺骨缘1分处（同身寸）。

（2）踝部进针点：左右两侧共6对。在内踝高点上3寸或外踝上3寸（同身寸，相当于三阴交穴或悬钟穴）位置上，环小腿做一水平线，从小腿内侧跟腱缘开始，沿小腿内侧中央，小腿内侧胫骨缘，小腿外侧腓骨缘，小腿外侧中央，小腿外侧跟腱缘顺序，依次取下1、下2、下3、下4、下5、下6进针点，见图1-5。

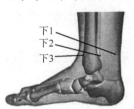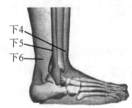

图1-5 踝部进针点图

下1：靠跟腱内侧缘。

下2：在踝部内侧面中央，靠内侧胫骨后缘。

下3：在胫骨前嵴向内1分（同身寸）处。

下4：在胫骨前嵴与腓骨前缘之间的胫骨前肌中点。

下5：在踝部外侧面中央，靠腓骨后缘。

下6：靠跟腱外缘处。

（六）进针点选择方法

1. 根据病位选择进针点

（1）依据《黄帝内经》缪刺理论，上病选上，下病选下，俱病则上下同选。根据疾病的症状和体征对应的身体分区，选编号相同的腕、踝部进针点。病变部位位于横膈线附近时，则上下同选。

（2）左病选左，右病选右，左右同选。以前后中线为界，选病变所在同侧的进针点；如症状和体征位于中线附近，则两侧同选。

（3）病位不明，选双上1。不能定位的症状或全身性病证，选两侧上1。

（4）身体有感觉或运动障碍，发生在上肢者选上5，发生在下肢者选下4。

2. 根据病证选择进针点

（1）下列病证可选上1：前额痛，面肌抽搐，三叉神经痛，面神经麻痹，眼睑抽动，睑腺炎，结膜炎，过敏性鼻炎，鼻窦炎，中耳炎，耳鸣，心绞痛，心律失常，胸痛，肋软骨炎，失眠，咽炎，肢体麻木，荨麻疹，甲状腺功能亢进症，局部湿疹，呃逆，腹泻，肠易激综合征等。

（2）下列病证可选上2：额颞痛，三叉神经痛，后牙痛，睑腺炎，结膜炎，面肌抽搐，腮腺炎，甲状腺疾病，胸痛，带状疱疹后遗神经痛，胁痛，乳腺炎，心律失常，梅尼埃病，手指疼痛、麻木等。

（3）下列病证可选上3：偏头痛，中耳炎，耳鸣，耳聋，腮腺肿痛，肩周炎，面神经麻痹，乳突炎，颈椎病，胸胁痛等。

（4）下列病证可选上4：巅顶痛，中耳炎，耳鸣，三叉神经痛，面神经麻痹，面肌抽搐，颈椎病，肩背痛，颈肩综合征，肩周炎，中风偏瘫等。

（5）下列病证可选上5：头痛，落枕、神经痛，眩晕，后头痛，颈椎病，颈肩综合征，肩背肌筋膜炎，肩关节痛，中风偏瘫，帕金森病等。

（6）下列病证可选上6：后头痛，落枕，颈椎病，肩关节炎，上肢运动性损伤，三叉神经痛，颈痛，胸椎小关节紊乱，甲状腺疾病等。

（7）下列病证可选下1：胃痛，脐周痛，下腹痛，遗尿，尿潴留，带下异常，痛经，宫颈糜烂，睾丸炎，前列腺增生，子宫内膜炎，自主神经功能失调，腓肠肌痉挛，足跟痛等。

（8）下列病证可选下2：肝区痛，侧腹痛，肠易激综合征，阑尾炎，月经不调，痛经，腿内侧痛，跟腱痛等。

（9）下列病证可选下3：胁痛，髋关节屈伸不利，膝骨关节炎，痛风，踝关节痛等。

（10）下列病证可选下4：侧腰痛，膝关节痛，股外侧皮神经炎，糖尿病周围神经病变，坐骨神经痛，下肢痉挛，足背痛等。

（11）下列病证可选下5：腰背痛，腰椎间盘突出症，第三腰椎横突综合征，腰椎骨质增生，坐骨神经痛，强直性脊柱炎，痔疮，腿外侧痛，外踝关节痛等。

（12）下列病证可选下6：腰椎间盘突出症，腰椎骨质增生，腰肌劳损，坐骨神经痛，便血，便秘，腓肠肌痉挛，足前掌痛等。

（七）操作过程

（1）七步洗手法消毒，皮肤常规消毒，左手按压局部。

（2）进针：针尖朝向长轴，针体与皮肤成30°角，推射针柄，使针尖快速刺入皮下，即调整进针角度，将针体贴近皮肤表面，沿皮下缓慢推进1～1.5寸。不要求出现酸、麻、胀、痛等常规得气感觉，如有针下阻滞或局部搏动强烈则将针退至皮下，重新调整角度沿皮下刺入。

（3）留针：依据病情新旧轻重，留针15～30分钟，过程中不行针。

（4）疗程：常规疾病隔日1次，严重者可每日1次。7～10天为1个疗程。

（八）操作流程图（图 1-6）

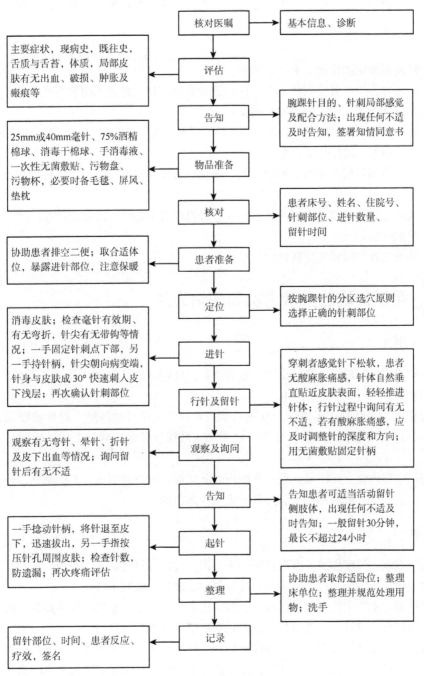

图 1-6　腕踝针操作流程图

六、优势和注意事项

（一）优势

（1）易学易用：操作方便，不受时间、地点等条件的限制。

（2）安全性高：疼痛轻微，患者愿意接受治疗。

（3）疗效较好：治疗痛症多能当场见效，对神经病变及精神病等有一定疗效。

（二）注意事项

（1）针刺部位应防止皮下血肿及感染。

（2）针刺时，以医者感到针下无阻碍，进针通畅顺利，患者无明显不适为佳，不追求常规针刺的酸、麻、胀、沉、痛等得气感觉。

（3）进针方向以朝向病变部位为原则。注意进针深度，进针前按压局部，避免刺伤血管，及时观察针下情况，避免皮下出血。

（4）留针期间可用医用胶布固定针柄，避免针身脱出。留针时，不做提插或捻转等行针手法。

（5）避免过饥、过饱、剧烈运动后操作，恐惧症者不操作，注意晕针的发生。

（6）孕妇慎用。

（7）婴幼儿及焦躁者不宜留针时间过长。

七、可能出现的异常情况和防治方法

1. 皮下出血

原因与表现：腕踝部动静脉交错，血管丰富，针刺过深可伤及血管，出现皮下出血，严重者出现血肿。

预防措施：进针时按压局部，分拨局部血管，尽量避开动静脉，进针快而浅，以破皮为度，进针过程中患者感觉进针疼痛，针尖部皮肤缓慢隆起，或针下搏动感明显，应及时调整。

处理：立即出针，并压迫止血，多能短时间止血。若血肿明显，疼痛剧烈，应予以冰袋冷敷减少出血，待血液凝固后予以热敷或土豆片敷消肿。

2. 晕针

原因与表现：过度恐惧，或进针时处于过饥、过饱等不适状态。表现为恶心，乏力，头昏，视物模糊，面色变苍白，出冷汗，呼吸气促，血压、血氧下降。

预防措施：术前明确告知操作流程，减少患者紧张情绪，避免在过饥过饱、过度劳累、过度虚弱等情况下进针，操作过程中及时观察病情，注意询问患者。

处理：一旦出现晕针现象，立即停止针刺，拔出针灸针，让患者立即平卧，可取头低脚高位；解开患者衣领，保持呼吸通畅，注意监测生命体征；给患者喝温开水或糖水，必要时给予吸氧，一般数分钟之内可以恢复正常。若不能恢复，应予以抢救。

3. 弯针

原因与表现：医者进针时触及骨骼蛮力进针、患者留针期间过度活动都可能导致弯针。弯针后患者可无明显不适，出针时会感觉滞涩疼痛，甚至不能出针。

预防措施：医生须掌握进针技巧，切勿暴力针刺，严格控制针刺深度，嘱咐患者留针过程中避免过分活动，如过程中出现不适及时告知。

处理：如出现弯针，无须过度紧张，指导患者进行适当的活动配合局部退针，多能去除，切勿蛮力拔出导致损伤。

4. 滞针

原因与表现：针刺时刺入肌腱韧带，或针刺后局部肌肉痉挛，均可导致滞针发生。滞针时患者可无明显不适或自觉局部拘急不适，严重者引起疼痛，术者自觉针下涩滞，不能出针。

预防措施：针刺时注意针下感觉，避免蛮力进针，术中及时安抚患者，避免过度紧张，同时嘱咐患者减少过度运动。

处理：如出现滞针，应保持冷静，局部予以按揉或适当调整角度，缓慢尝试拔针，若局部痉挛严重，可予以局部针刺或麻醉放松。

5. 断针

原因：随着科学技术及医疗卫生的发展，一次性针具普及，使用腕踝针治疗，极少出现断针，其发生原因多为针具反复利用或针具质量不合格。

预防措施：针刺治疗前，检查针具是否完好，针柄与针身是否存在间隙，可予以测试，同时针刺治疗时注意，外留 0.1 寸左右，以防意外发生。

处理：如断裂部位有外留，可用镊子夹住残留端，拉出针身即可。如完全无法拔出，必要时进行切开取针。

八、临床应用

（一）咳嗽

1. 概述

咳嗽是临床常见呼吸系统症状，有声无痰谓之咳，有痰无声谓之嗽，咳与嗽常并见，故并称。

2. 选穴

主穴：双上 1。
配穴：双上 2、双上 5 等。

3. 选穴依据

咳嗽一症，其解剖位置所反映的体表区域为上 1 区，故取双上 1。从传统中医学看，引起咳嗽的主要病变脏腑是肺，所以对以咳嗽为主要症状的慢性疾病，必要时可加选双上 2、双上 5。

4. 针法

腕踝针常规进针流程，每次留针 15~30 分钟，每日 1 次，7 天为 1 个疗程。慢性咳嗽可使用埋针法，进针后予以固定针柄，每次留针 12~24 小时，延长刺激效果。每日或隔日 1

次，7 天为 1 个疗程。

（二）头痛

1. 概述

头痛是指以头部疼痛为主要症状的疾病。依据疼痛部位可分为前额头痛、侧头痛、后枕痛、巅顶头痛、全头痛等。

2. 选穴

主穴：双上 1。

配穴：双上 2、双上 3、双上 4、双上 5、双上 6。

3. 选穴依据

头痛治疗以全头痛为例，根据腕踝针分区选择进针点原则，以双上 1 为主。当出现局部头痛症状明显，如前额痛、巅顶痛、后头痛等，必要时可根据患者头痛所反映的体表区域分别加上 2、上 3、上 4、上 5、上 6，一侧或双侧。

4. 针法

腕踝针常规进针流程，每次留针 15～30 分钟，每日 1 次，5～7 天为 1 个疗程。严重者及慢性病者可使用埋针法，留针 12～24 小时，7 天为 1 个疗程。

（三）胃脘痛

1. 概述

胃脘痛是指以上腹胃脘部疼痛为主要症状的疾病。现代医学的急慢性胃炎、胃溃疡、十二指肠溃疡等可参此予以治疗。

2. 选穴

主穴：双下 1、左下 2。

配穴：双上 1、左上 2。

3. 选穴依据

胃脘部的体表区域主要在下 1 区域内，部分位于左下 2 区，故取双侧的双下 1 和左下 2 为主穴。众多医家临床经验证实，疼痛剧烈者加选双上 1 和左上 2，疗效更为显著。

4. 针法

腕踝针常规进针流程，每次留针 15～30 分钟，每日 1 次，5～7 天为 1 个疗程。严重者及慢性疼痛者可使用埋针法，留针 12～24 小时，7 天为 1 个疗程。

（四）关节疼痛

1. 概述

关节疼痛是指以全身各处大小关节出现疼痛为主要症状的疾病。常见的有肩关节痛、腕关节痛、髋关节痛、膝关节痛、踝关节痛等。

2. 选穴

取穴：上 1、上 2、上 3、上 4、上 5、上 6，下 1、下 2、下 3、下 4、下 5、下 6。

3. 选穴依据

关节疼痛虽表现为整个关节疼痛，但多能于其中探得敏感痛点，治疗时以敏感痛点位置作为选穴依据。临床常予以左右对称选穴，左侧肘关节疼痛，予以同时针刺左右手对应进针点。

4. 针法

腕踝针常规进针流程，每次留针 20～60 分钟，每日 1 次，7 天为 1 个疗程。严重者及慢性疼痛者可使用埋针法，留针 12～24 小时，7～10 天为 1 个疗程。

（五）颈椎综合征

1. 概述

颈椎综合征是指患者因颈椎椎间盘变性、颈椎骨质增生等原因引起的颈肩部疼痛、上肢麻木、肌肉无力等一系列症状的疾病。

2. 选穴

主穴：双上 6。
配穴：上 5，或单或双，或左或右。

3. 选穴依据

选穴依据在于颈椎局部疼痛点，颈椎的体表区域为上 6，以取双上 6 为主要进针点。当患者表现伴有颈肩部疼痛，上肢麻木等涉及上 5 区症状时，予以加用局部穴位。

4. 针法

腕踝针常规进针流程，每次留针 20～40 分钟，每日 1 次，7 天为 1 个疗程。严重者及慢性疼痛者可使用埋针法，留针 12～24 小时，7～10 天为 1 个疗程。

（六）腰扭伤

1. 概述

腰扭伤是指患者因局部闪挫致腰部软组织损伤，表现为腰部疼痛、下肢麻木、肌肉乏力等一系列症状的疾病。

2. 选穴

主穴：双侧下 5、下 6。

3. 选穴依据

选穴依据在于腰痛局部疼痛点，腰椎的体表区域为下 6 区，以取双下 6 为主要进针点。当患者表现伴有两侧腰部疼痛，下肢麻木等涉及下 5 区症状时，予以加用局部穴位。

4. 针法

腕踝针常规进针流程，每次留针 20～40 分钟，每日 1 次，7 天为 1 个疗程。严重者可使用埋针法，留针 12～24 小时，7 天为 1 个疗程。

（七）肠易激综合征

1. 概述

肠易激综合征表现为腹痛，便后痛减，受情绪变动影响，腹部隆起和排便习惯不规则，大便可有或无黏液等症状。

2. 选穴

主穴：双下 2、左下 1。

3. 选穴依据

选穴依据在于双下 1 区为人体正中线两侧区域，包括心、胃、小肠等多脏腑，下 2 区主要包括肝、胆、脾、大小肠等多脏器，与肠易激综合征病变脏腑密切相关。

4. 针法

腕踝针常规进针流程，每次留针 20～40 分钟，每日 1 次，7 天为 1 个疗程。严重者可使用埋针法，留针 12～24 小时，7 天为 1 个疗程。

九、治未病

（一）不寐

1. 概述

不寐指入睡困难，睡眠过浅，易于惊醒，或彻夜不眠，严重影响正常生活、工作。

2. 主要病机

引起失眠的原因复杂多样，但总属于阴阳失调，阳不入阴。

3. 选穴

主穴：双上 1。
配穴：左上 2。

4. 针法

常规针刺，每次留针 15～30 分钟，每日 1 次，7～10 次为 1 个疗程，疗程间隔 3～5 天。严重者可于睡前进行，留针过夜，配合适当心理疏导及音乐疗法效果更佳。

（二）近视

1. 概述

近视属于屈光不正，表现为患者对远距离物体辨识困难的疾病，青少年及用眼过度者多见。

2. 主要症状

近视表现为视物模糊，视力下降，眼睛疲劳，双眼干涩。

3. 选穴

取穴：双上1、双上2。

4. 选穴依据

近视的主要病变器官是眼睛，而眼睛的体表区域为上1区和上2区，所以以取双上1和双上2进行治疗为主。

5. 针法

常规针刺，每次留针15～30分钟，每日1次，7～10次为1个疗程。治疗过程中注意告知用眼卫生，避免眼疲劳。

十、名家经验

坐骨神经痛：患者，女，57岁，1977年8月10日初诊。病史：右侧腰腿痛20多年。腿痛初轻，4天来加剧，抽痉样。检查：扶持下步行微跛，胸腰椎向右侧弯，右侧腰5旁轻微酸胀感，右下肢臀以下感觉消失，沿坐骨神经压痛不明显，小腿肌张力略低，膝及跟腱反射存在，抬腿右侧稍低。脊柱拍片：胸12椎体左侧稍窄，腰2呈楔状改变，腰2、3椎间隙变窄，腰椎骨质增生。诊断：坐骨神经痛，腰椎管狭窄。

针刺点：右下4、6，左下6。治疗次数：17次。疗效：显效。

治疗经过：首次针右下4，右下肢感觉完全恢复，步行时右腿后侧略酸痛，再针右下6，左下6，腿酸痛消失，步行自然，抬腿虽较左腿略低，但比原来增高。4天后复诊，抬腿两侧等高，感觉仍有些发麻感，腰酸于针后消失。第5次针后腰酸及腿感觉均消失。以后为巩固疗效，继续针至17次。

（选自：张心曙.1997.腕踝针.3版.北京：人民军医出版社.）

十一、古籍摘要

《素问·皮部论》："凡十二经络脉者，皮之部也。"

《灵枢·九针十二原》："五脏五腧，五五二十五腧；六腑六腧，六六三十六腧。经脉十二，络脉十五，凡二十七气，以上下所出为井，所溜为荥，所注为腧，所行为经，所入为合，二十七气所行，皆在五腧也。"

《灵枢·经脉》："经脉十二者，伏行分肉之间，深而不见；其常见者，足太阴过于外踝之上，无所隐故也。诸脉之浮而常见者，皆络脉也。"

《素问·气穴论》中载："岐伯曰：肉之大会为谷，肉之小会为谿[溪]，肉分之间，谿[溪]谷之会，以行荣卫，以会大气……孙络之脉别经者，其血盛而当泻者，亦三百六十五脉，并注于络，传注十二络脉，非独十四络脉也，内解泻于中者十脉。"

《难经·七十一难》："经言刺荣无伤卫，刺卫无伤荣，何谓也？然：针阳者，卧针而刺之；刺阴者，先以左手摄按所针荥俞之处，气散乃内针。是谓刺荣无伤卫，刺卫无伤荣也。"

《针灸甲乙经》："刺骨者，无伤筋。刺筋者，无伤肉。刺肉者，无伤脉。刺脉者，无伤皮。刺皮者，无伤肉。刺肉者，无伤筋。刺筋者，无伤骨。"

十二、文献推介

凌昌全，周庆辉，顾伟编. 2017. 腕踝针. 上海：上海科学技术出版社.

全国针灸标准化技术委员会. 2009. 针灸技术操作规范 第 19 部分：腕踝针(GB/T 21709. 19—2009). 北京：中国标准出版社.

孙瑜，高碧霄. 1999. 中国腕踝针疗法. 上海：上海中医药大学出版社.

张心曙. 1997. 腕踝针. 3 版. 北京：人民军医出版社.

周爱军，姚小萍. 2002. 腕踝针疗法. 北京：中国中医药出版社.

第二章 艾灸疗法

一、定义

艾灸疗法是以艾绒或以药物掺入艾绒中制成的灸材，点燃灸材后悬置或放置于穴位或病变局部，进行烧灼、灸熨，借以灸材燃烧的热力及药物的作用，达到防治疾病和保健强壮目的的一种中医外治方法。

艾灸治疗用的灸材主要分艾条和艾炷。艾条为长条圆柱状，又因是否掺杂药物，分为药艾条和清艾条。艾炷是小圆锥状艾绒制品，古籍中每燃1个艾炷，称灸1壮。

艾炷灸又因是否直接接触皮肤分为直接灸和间接灸。直接灸即将艾炷直接置放在皮肤上施灸，又根据刺激强度，分为瘢痕灸法和非瘢痕灸法。间接灸是指垫隔适当的介质于艾炷与皮肤之间进行施灸，因使用介质不同又功效各异，如常见的隔姜灸、隔盐灸等。

二、历史沿革

灸法源于前人对火的运用，考古发现50万年前的"北京人"或更早的80万年前的"蓝田人"时代就已掌握火的使用，在长期的生活劳作中，认识到局部灸烤会使疼痛缓解，于是逐渐将灸烤用于常规治疗，并在灸材的探索中认识到艾叶的价值。

春秋战国时代的《庄子·盗跖》曰："丘所谓无病而自灸也。"可知灸法早已存在。20世纪马王堆汉墓考古发掘的土帛书中，论述经脉灸法的就有3篇，是目前已知最早关于灸法的专题论述。《素问·异法方宜论》详细记录了灸法的起源及作用："北方者，天地所闭藏之域也，其地高陵居，风寒冰冽，其民乐野处而乳食，脏寒生满病，其治宜灸焫。故灸焫者，亦从北方来。"说明灸法与西北游牧民族有着密切的关系。

在晋到元时期，大量的灸法专著问世，如已流失的《曹氏灸方》、唐代的《骨蒸病灸方》、宋代的《黄帝明堂灸经》《备急灸法》、元代的《痈疽神秘灸经》等。针灸学术在明代达到发展的高峰，其间以《针灸大成》为代表，是《黄帝内经》《针灸甲乙经》后对针灸论著的又一次全面总结。清朝则以传承为主，其中《太乙神针》《神灸经纶》等，亦以灸法为重。

古籍中的灸法多采用直接瘢痕灸。现代因美观原因，同时为减轻患者痛苦，多采用小艾炷，而少用大艾炷灸，同时艾条灸、药条灸、温针灸、温灸器灸等灸法得到广泛运用，为广大群众健康保健首选。

三、基本原理

（一）中医原理

1. 温经通络，祛湿散寒

人体的生理病理均不离气血，气行则血活，气缓则血止，由于"气"的推动，血液方能在经脉中循环。古籍论及血温则行，见寒则凝。艾灸的温热鼓动，通过对经络穴位的直接刺激，加速机体气血流通，起到温经通络活血、通阳祛湿散结的作用。《灵枢·禁服》谓："陷下者，脉血结于中，中有着血，血寒，故宜灸之。"

2. 升阳举陷，回阳固脱

张景岳谓"人之大宝，只此一息真阳"，阳气衰则阴偏盛，甚则阴阳错乱，病变由生。艾以其阳热的性质，再加火灸本属阳，两阳相加，元阳得复，则阳升陷举，阴霾自散，故能挽救垂危重疾，临床上常以艾灸治疗中风脱症、癃闭、喘脱等急危症。《伤寒杂病论》中载有"下利，手足厥冷，无脉者，灸之"。

3. 消肿止痛，解毒生肌

灸法能以热温散血气，活血通经，达到消肿止痛、解毒生肌的目的，更有论述灸法可用于阳热证，引邪外出。《黄帝内经》中有以灸法治疗痈疡的记载。朱丹溪认为热证可灸，取其"从治"之意。《医学入门》则阐述为"热者灸之，引郁热之气外发，火就燥之义也"。现临床外科疮疡初起亦可用艾灸治疗，也可用于颈淋巴结结核、痈疖未化脓、阴证疮疡久溃不愈、寒性疖肿等。

4. 防病保健，强身延年

灸法以其简便良效，常用于防病保健，强身健体。孙真人说道："宦游吴蜀，体上常须三两处灸之，切令疮暂瘥，则瘴疠温疟毒不能着人也。"《针灸大成》中记载千金灸法："若要安，三里常不干。"实验及临床研究证实灸法可预防高血压、中风、肠胃病等，常灸命门、关元、气海、中脘、足三里等穴，可以有效增强机体的免疫能力。

（二）现代医学科学原理

研究证实，灸法具有良好的调节机体免疫功能的作用，能促进机体防御抗病；可加速血液循环，减少血栓形成，对心脑血管疾病等具有防治作用；对消化系统具有双向调节作用，对慢性呼吸系统疾病防治有独特的疗效；同时能改善中枢神经系统的功能，调控与记忆相关的神经肽物质，可预防阿尔茨海默病等疾病；在肿瘤防治方面，能减轻放化疗、靶向治疗的不良反应，提升机体的免疫功能，从而减轻癌症患者的临床症状，改善生存质量。

四、适应证和禁忌证

（一）适应证

（1）寒凝血滞、经络阻滞引起的各种病证，如风寒湿痹、痛经、头痛、寒疝腹痛等。

（2）外感风寒证与内生虚寒引起的呕吐、泄泻等证。

（3）五脏阳虚、元气虚脱之证，如久泻、久咳、遗精、阳痿、早泄、中风、休克等。

（4）中气下陷、脏器下垂之证，如胃下垂、消瘦、子宫脱垂、脱肛、崩漏日久不愈等。

（5）外科疮疡初起、瘰疬或乳痈初起、各种阴证痈证、疖肿者。

（6）保健预防。

（二）禁忌证

（1）颜面、黏膜、心前区、大血管部和关节、肌腱处不可用瘢痕灸；乳头、外生殖器不宜艾灸。

（2）中暑、急性热病、肺结核晚期大量咯血等阴虚高热者不宜使用艾灸疗法。

（3）妊娠期妇女腰骶部和少腹部不宜用瘢痕灸，慎用非瘢痕灸。

五、操作规范

（一）中医四诊收集病史资料，辨证施治

中医良好的疗效得益于整体观念及辨证论治。整体观念认为，人体局部的变化与全身脏腑、气血、阴阳的盛衰密切相关，辨证论治是中医临床工作的根本前提与基本原则。有效的艾灸操作需四诊合参，辨证论治。施灸者需通过望、闻、问、切，全面收集患者的资料、症状、体征，进行综合判断是否适宜治疗，后确定相应艾灸处方。

（二）治疗前医患充分沟通

艾灸治疗相对安全，除不慎引起轻度烧烫伤外，发生意外的概率较低，除特殊灸法外，艾灸时一般无明显痛感，治疗时暴露部位较少，较易为患者接受。但在治疗前，仍需和患者充分沟通并告知注意事项及可能出现的不适，同时根据病情选择患者舒适、医者便于操作的施灸体位，注意安全和环境清洁卫生，保护患者隐私，避免空气污染及火患的发生。

（三）器械检查

艾条灸可依据病情需要选择合适的清艾条或药艾条，使用前检查艾条有无霉变、潮湿、松散等。间接灸治疗应准备好所选用的介质，并适当处理成常用的大小、形状、厚度、平整度，检查是否留有气孔等。温灸器灸应选择合适的温灸器，如灸架、灸筒、灸盒等，同时应依据地方卫生管理办法选择适合的空气消毒或烟雾吸收器。同时准备打火机、线香、纸捻等点火工具，以及针灸针、治疗盘、清水、镊子、灭火管等辅助用具。

（四）医疗安全

（1）器械消毒：治疗盘、弯盘、镊子、针灸针、梅花针等，可选择高压蒸汽灭菌法。应用温针灸时所使用的针具可选择一次性针具。

（2）部位消毒：应用温针灸时所采用的针刺部位可用含 75%酒精或 0.5%～1%聚维酮碘的棉签在施术部位由中心向外做环形擦拭，消毒直径 3～5cm。皮肤薄弱的部位宜用黏膜专用聚维酮碘棉球消毒。

（3）术者消毒：术者双手应用肥皂水、手消毒液清洗干净，再用 75% 酒精棉球擦拭。

（五）施术方法

1. 常用艾条灸法

（1）悬起灸：依据操作手法可分为温和灸、回旋灸、雀啄灸。

术者先手持艾条，将艾条的一端点燃，直接悬于施灸部位上，与之保持 3～5cm，以患者感觉温热而无灼烧感为度，使热量较温和地作用于施灸处。

温和灸又称定点温和灸，即将艾条燃着端固定悬于施灸部位上，灸至患者温热舒适、无灼痛感，直至皮肤起红晕为度；回旋灸为将艾条燃着端悬于施灸部位上，进行平行往复旋转熏灸，使皮肤温热而不至于灼痛；雀啄灸为将艾条燃着端悬于施灸部位上，对准选定穴位，上下移动，如鸟雀啄食状，一起一落进行施灸，切记不可接触皮肤。

（2）实按灸法：常用特制灸材，如雷火神针、太乙神针等。操作：于施灸部位上铺垫 6～8 层绵纸、纱布、绸布或棉布以隔绝皮肤与灸材；术者手持艾条，将艾条的一端点燃，待艾条充分燃烧后，将燃着端对准施灸部位上的垫物直按其上，停留使热力透达深部皮肤，至患者感到按灸局部灼热即拿开艾条。每穴可按 3～7 次，术后移去铺设的纸或布，可见皮肤起红晕。

2. 温针灸法

温针灸是针刺与艾灸双重结合，首先选用 1.5 寸左右的长针，在选定穴上针刺，待穴位得气并施行适当的补泻手法后留针，将艾绒搓团包裹于毫针针柄顶端捏紧，或将 1～2cm 长短的艾炷段直接插在针柄上，点燃施灸，注意避免烫伤，待艾绒或艾炷燃尽无热度后除去灰烬，将针取出。

3. 艾炷灸法

（1）直接灸法：即于所选穴位皮肤局部先涂以姜汁、蒜汁等具有刺激、黏附作用的介质，后将艾炷粘贴其上，自艾炷尖端点燃艾炷。依据是否燃至皮肤，留取瘢痕与否分为非瘢痕灸与瘢痕灸。

非瘢痕灸（非化脓灸）法：在艾炷燃烧至局部皮肤潮红，患者诉灼痛时术者用镊子移去艾炷，更换新的艾炷，连续灸足应灸的壮数。刺激量小、患者接受度高，为临床广泛运用。

瘢痕灸（化脓灸）法：在艾炷燃烧殆尽，患者诉灼痛难忍时术者用手在施灸穴位的周围轻轻拍打或抓挠，以转移、减轻施灸处的痛苦。待艾炷燃毕，去除灰烬，更换艾炷继续粘上，直至灸足应灸的壮数。因此法刺激量重，局部组织经灸灼后产生无菌性化脓现象（灸疮）并留有瘢痕，现已不常使用。

（2）间接灸法：将艾炷尖端点燃，放于选定备好的介质上，后放置于所选部位上，不直接接触皮肤。艾炷燃烧至局部皮肤潮红，患者灼痛时，可将间隔介质转移片刻，待患者自觉缓解，旋即放下，再行灸治，反复进行。待艾炷燃毕，更换艾炷续灸，或介质焦黑干枯予以更换，直至灸足应灸的壮数。

常用间接灸包括以下几种。

1）隔姜灸：将鲜姜切成直径 2～3cm、厚 0.4～0.6cm 的圆片状，中间以针刺数孔，然后置于制订的腧穴部位或患处，再将艾炷放在姜片上点燃施灸。当艾炷燃尽，易炷再灸，直至灸完制订的壮数。此法具有温经散寒暖中的功效，常用于因寒而导致的呕吐、腹痛、腹泻及风寒痹痛等。

2）隔蒜灸：将鲜独蒜头，切成厚 0.3～0.5cm 的圆片状，中间以针刺数孔，然后置于制订的腧穴部位或患处，再将艾炷放在蒜片上点燃施灸。当艾炷燃尽，易炷再灸，直至灸完制订的壮数。此法具有消肿散结功效，多用于治疗瘰疬疖肿、肺结核及初起的疮疡等。

3）隔盐灸：用食盐或粗盐填敷于患处，多为作用于脐部，可于盐上置一薄姜片以防溅出，上置艾炷施灸。当艾炷燃尽，易炷再灸，直至灸完制订的壮数。此法具有回阳救逆，益肾壮阳之功，多用于治疗伤寒阴证或吐泻并作、中风脱证等。

4）隔附子饼灸：将生附子研成粉末，用酒调和做成直径 2～3cm、厚 0.5～0.8cm 的饼状，中间以针刺数孔，然后置于制订的腧穴部位或患处，再将艾炷放在附子饼上点燃施灸。当艾炷燃尽，易炷再灸，直至灸完制订的壮数。此法具有温肾通督功效，多用于治疗肾阳虚引起的阳痿、早泄或痛经等。

5）隔椒饼灸：用白胡椒末与面粉和水，制成直径 2～3cm、厚 0.5～0.8cm 的饼状。可于饼的中心放置药末（公丁香、荜茇、干姜等）少许，然后置于制订的腧穴部位或患处，再将艾炷放在椒饼上点燃施灸。当艾炷燃尽，易炷再灸，直至灸完制订的壮数。此法具有温经散寒，祛湿止痛功效，多用于风湿痹痛及肌肤麻木不仁。

6）隔豉饼灸：用老黄酒将淡豆豉调和成糊，制成直径 2～3cm、厚 0.5～0.8cm 的饼状，中间以针刺数孔，置于制订的腧穴部位或患处，再将艾炷放在豉饼上点燃施灸。当艾炷燃尽，易炷再灸，直至灸完制订的壮数。此法具有发表解毒之功，多用于痈疽发背初起，或疮痈久不收口。

7）隔黄土灸：用温水调黄土为泥状，制成直径 2～3cm、厚 0.5～0.8cm 的饼状，贴敷在选定的腧穴或患处，再将艾炷放在介质上点燃施灸。当艾炷燃尽，易炷再灸，直至灸完制订的壮数。此法具有健脾除湿之功，可用于发背疔疮初起、白癣、湿疹等。

4. 温灸器灸法

（1）灸架灸法：借助灸架以节省人力，只用于定点温和灸，将艾条点燃后插入灸架固定装置，对准穴位固定好灸架；医者可通过上下调节艾条的高度以调节艾灸的距离，以患者感到温热而不烫伤可耐受为宜，灸毕移去艾条并熄灭，过程中注意及时弹灰。

（2）灸筒灸法：本灸法与艾炷灸中直接灸法类似，灸筒由内、外筒两部分相套而成，多用 2～5cm 厚的铁片或铜片制成。内筒和外筒的底、壁均有散热孔，外筒上有可拆卸顶盖扣住，内外筒间存在一定网架，使内、外筒的间距固定。使用时首先取出灸筒的内筒，装入艾绒后安上外筒，点燃内筒中央部的艾绒，放置室外待其充分燃烧，至灸筒外面热烫而艾烟较少时，盖上顶盖取回。医生在施灸部位上隔8～10层棉布或纱布，将灸筒放置其上，以患者感到舒适、热力足而不烫伤皮肤为宜；灸毕移去灸筒，取出灸艾并熄灭灰烬。

（3）灸盒灸法：将灸盒安放于施灸部位的中央，点燃艾条段或艾绒后，置放于灸盒内中下部的铁纱上，盖上盒盖。灸至患者有温热舒适无灼痛的感觉、皮肤稍有红晕为度。如患者感到灼烫，可略掀开盒盖或抬起灸盒，使之离开皮肤片刻，旋即放下，再行灸治，反复进行，直至灸足制订的量；灸毕移去灸盒，取出艾条并熄灭灰烬。

（六）艾灸量、治疗时间及疗程

1. 艾灸量

艾灸量是决定艾灸疗效的主要因素之一，运用艾灸治疗时应辨证辨病决定艾灸时间，如阳虚当延长艾灸时间，阳脱当灸至阳气回逆、自觉口舌干燥为度，寒湿则当灸至潮红即可，以达到最佳的治疗效果为宜。艾炷灸的灸量一般以艾炷的大小和壮数的多少计算，炷小、壮数少则量小，炷大、壮数多则量大；艾条温和灸、温灸器灸则以持续时间计算灸量；艾条实按灸、灸筒灸是以熨灸的次数、患者皮肤灸烙情况计算。

艾灸部位如在头面胸部、四肢末端皮肉薄而多筋骨处，灸量可适当减小；在腰腹部、肩及两股等皮厚而肌肉丰满处，灸量可大。

病情如属久病顽疾、阳气欲脱者，灸量宜大；若属外感、痈疽、湿浊，则应适度掌握，避免邪气化热，以灸量小为宜。

凡久病、体质虚弱、老年和小儿患者，灸量初起宜小，后可依据患者感觉逐渐加量。

2. 艾灸时间及疗程

常规每次施灸时间 20～40 分钟，5～10 次为 1 个疗程，瘢痕灸则以灸烙处皮肤愈合时间决定，对于特殊的艾灸可灵活制订时间，如热敏灸，讲究敏消量足。

（七）操作流程图（图 2-1）

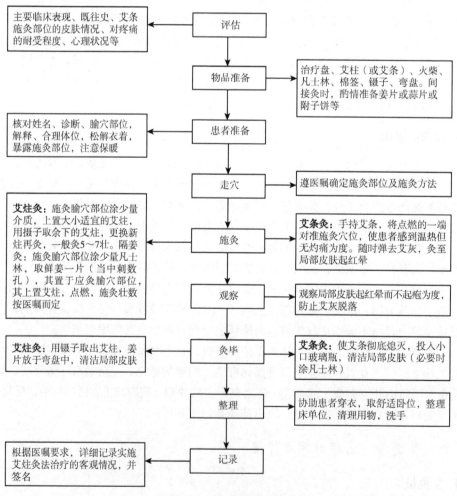

图 2-1　艾灸操作流程图

六、优势和注意事项

（一）优势

1. 应用范围广泛

灸法临床可单独使用，亦可与针刺或药物配合应用，其治病适用范围非常广泛。对于临床内、外、妇、儿各科病证的治疗，无论寒、热、虚、实证均有使用灸法者，故有"灸治百病"之说。现代动物实验研究表明，艾灸可以调整脏腑生理功能，促进组织细胞新陈代谢，增强免疫功能，对于慢性病、疑难病防治及预防保健方面具有独特的优势。

2. 操作简便

灸法用的材料，以艾条/艾炷为主，实践中针对不同病证亦可采用其他材料施灸，如灯心草、桑枝、侧柏枝等，器材较为方便易得。艾灸操作方法简便易普及，可自行操作，如艾条灸、艾炷灸、温灸器灸等皆可指导患者自行进行。在临床治疗中，可供选择的方法较多，可依据术者经验选取，若常规药物治疗不便时，可按辨证施灸的原则，进行适当调整，如患者无法接受艾灸气味，可改用无烟艾条或新型艾灸理疗仪，有利于提高治疗效果。

3. 功专效宏，补针药之不足

《灵枢·官能》提出"针所不为，灸之所宜"，对于明显功能衰退，单纯使用针刺、药物多不能改善，此时艾灸回阳可显特效；当药物治疗不便或者无效时，亦可改用灸法，如小儿过敏性鼻炎、过敏性哮喘、消化不良等疾病。唐代王焘著《外台秘要》有"至于火艾，特有奇能，虽曰针、汤、散皆所不及，灸为其最要""诸疗之要，在火艾为良"的论述，说明灸法以其直接补火回阳之功，可显著改变人体阴阳平衡状况，功专效宏，能补针药之短。

4. 不良反应少

艾灸几乎无不良反应，普遍适用于各种年龄阶段的患者，可根据不同病情、配合程度、体质，恰当选用不同的灸法，如小儿多选用手持温和灸，成年人可选用瘢痕灸等。除瘢痕灸、发疱灸可产生一定创伤及痛苦外，其他灸法多为患者所接受。特别对婴幼儿和年老体弱者，灸法治疗较其他方法更为简便可行。

（二）注意事项

（1）艾灸灸量先少后多，刺激量先轻后重，热力应逐渐增加，以使患者逐渐适应。

（2）当采用瘢痕灸时，必须取得患者同意配合，并明确告知患者可能出现的意外。

（3）直接灸法操作部位应注意预防感染，注意术后的调护。

（4）操作过程中注意通风，室内空气清洁，对于烟尘、气味过敏患者应避免有烟艾灸。

（5）患者在精神狂躁、剧烈运动后、劳累后或饥饿时不适宜应用本疗法。

（6）操作前术者应检查艾灸材料的致密度及艾绒质地，选择把关质量。注意防止艾灰脱落或艾炷倾倒而烫伤皮肤，甚至引起火灾，故操作时应注意防火及专人看护。艾条灸毕后，应将剩下的艾条套入灭火管内或将燃头浸入水中，以彻底熄灭，防止复燃。如不慎导致患者烫伤，应立即予以烫伤油，保持创面清洁。

（7）艾绒和药条均系芳香通络之品，且艾具有吸水性，应在干燥通风处保存，防止受潮霉变，以免在使用时不易点燃或中药成分失效而影响治疗效果。

七、可能出现的异常情况和防治方法

1. 热盛津伤

灸法操作过程中最常见的不良反应为错误施灸致阳盛阴虚，常见的有施灸后患者表现为口腔溃疡、口舌干燥、面部发热、疲倦、失眠、全身不适等反应，轻者不需顾虑，注意适当饮水，减少艾灸量或重新评估；重者需及时寻找专业中医师进行诊治。

2. 灸疮

灸疮多因操作时距离太近或艾灸时灰烬不慎掉落所致，当对表皮基底层以上的皮肤组织造成灼伤可发生红肿或水疱。如水疱直径在 1cm 以内，不需进行特殊处理，外用烫伤油，保护创面待疱液自行吸收即可；如水疱较大，可用消毒针刺破或剪开疱皮放出水疱内容物，并剪去疱皮，涂搽消炎膏药以防止感染，并外敷纱布以保护创面，直至结痂自愈。

瘢痕灸后会破坏皮肤基底层或真皮组织，发生红肿、溃烂，甚至形成无菌性脓液。多不需特殊处理，予以保持无菌干结即可，轻者皮肤在 7～20 天结痂脱落，留有永久性浅在瘢痕；重者创面在 20～50 天结厚痂自动脱落，愈后留有永久性瘢痕。在灸疮化脓期间，不宜从事高度体力劳动，要注意休息，严防创面损伤。若局部轻度发红或红肿，可在局部外用抗生素乳膏，一般短时间内可消失；若在愈合期内出现灸疮面积扩大，周围皮肤红肿，持续发热疼痛，应及时就诊。

3. 晕灸

晕灸指患者在接受艾灸治疗过程中发生晕厥的现象，表现为突然出现面色苍白、恶心呕吐、头晕目眩、汗出、心慌、呼吸急促、血压下降等症状。重者出现神志昏迷、呼吸困难、唇甲青紫、休克血压、脉微欲绝。

晕灸的处理：若发生晕灸后应立即停止艾灸，使患者头低脚高位平卧，注意通风保暖，予以饮用适量温开水，轻者休息片刻，即可恢复；重者立即予以吸氧，监测生命体征，按晕厥处理，可掐按水沟、内关刺激。

八、临床应用

（一）感冒

1. 概述

感冒是常见的上呼吸道疾病，临床上以恶寒、头痛、鼻塞、流涕、咳嗽、发热等为主要症状。

2. 辨证分型

风寒感冒：恶寒重，发热轻或不发热，无汗，鼻痒打喷嚏，鼻塞声重，流清涕，咳嗽痰液清稀，肢体酸楚，苔薄白，脉浮紧。

风热感冒：发热重，微恶风寒，时有汗出，鼻塞流黄浊涕，咳嗽，痰黄稠，咽喉肿痛，咽痛口干，苔薄黄，脉浮数。

暑湿感冒：发热倦怠，头痛如裹，胸闷纳呆，时有腹泻，汗出不解，心烦口渴，脉濡。

气虚感冒：恶寒较甚，或并发热，鼻塞，流涕，气短，乏力，自汗，咳嗽，痰白，咳痰无力，平素神疲体弱。

3. 治疗

（1）治法：总以解表祛邪为法。取手太阴、阳明经及足太阳经穴为主。

（2）主穴：列缺，合谷，风池，风府，大椎，太阳。

（3）配穴：风寒感冒者，配风门、肺俞；风热感冒者，配曲池、尺泽、鱼际；鼻塞者，配迎香、承泣；气虚感冒者，配足三里、气海；咽喉疼痛者，配少商点刺出血；暑湿感冒者，配阴陵泉、委中、气海。

（4）灸法

1）艾条温和灸：每穴 10～20 分钟，灸至皮肤潮红，每日灸 1～2 次。

2）葱豉糊敷灸：生姜 20g，豆豉 30g，花椒 30g，葱白适量，共捣碎成糊状，施灸时将药糊贴于大椎、肺俞穴上，以艾炷灸 7～10 壮，亦可以热水袋热敷其上，每日 1～2 次。

4. 预防

在秋冬季节或流行性感冒（简称流感）季节，艾炷灸大椎、风池、足三里穴可预防时行感冒。

（二）泄泻

1. 概述

泄泻亦称"腹泻"，是指排便次数增多，粪便稀薄，或泻出如水样。本病一年四季均可发生，但以夏秋两季多见。

2. 辨证分型

（1）急性泄泻

感受寒湿型：肠鸣腹痛，大便清稀，臭味不甚，口不渴，身寒喜温，舌淡苔白滑，脉迟。

感受湿热型：腹痛，肛门灼热，便稀夹黏液，气味臭秽，小便短赤，舌红苔黄腻，脉濡数。

饮食停滞型：腹痛肠鸣，嗳腐吞酸，不思饮食，大便酸臭，泻后痛减，大便夹杂未消化的食物，舌苔厚腻，脉滑。

（2）慢性泄泻

脾虚泄：面色萎黄，神疲乏力，大便溏薄，肠鸣腹胀，舌淡苔薄，脉细弱。

肝郁泄：胸胁胀痛，嗳气食少，腹胀矢气，泄后痛减，泄泻与情绪相关，舌淡红，脉弦。

肾虚泄：阳气素虚，形寒肢冷，腰膝酸软，五更腹痛，肠鸣即泻，泻后痛减，舌淡苔白，脉沉细。

3. 治疗

（1）急性泄泻

治法：除湿止泻。取足阳明、足太阴经穴为主。

主穴：天枢，上、下巨虚，足三里，阴陵泉，水分。

配穴：感受寒湿者，配神阙、关元；感受湿热者，配丰隆、曲池；饮食停滞者，配下脘、中脘。

（2）慢性泄泻

治法：健脾温肾，固本止泻。取足太阴、少阴、阳明经穴及背俞穴为主。

主穴：神阙、天枢、足三里、阴陵泉。

配穴：脾虚者，配脾俞、公孙；肝郁者，配期门、大包；肾虚者，配肾俞、关元、命门。

（3）灸法

1）艾条温和灸：每次每穴灸 10～15 分钟，每日灸 1 次，重症可 1 日灸 2 次，3 次为 1 个疗程。

2）隔姜灸：每次每穴灸 3～7 壮，艾炷如枣核大，每日灸 1 次，5 次为 1 个疗程。

（三）腰痛

1. 概述

腰痛，是以自觉腰部一侧或两侧疼痛为主症的一类病证。

2. 辨证分型

寒湿腰痛：腰部受寒史，值天气变化或阴雨风冷时加重，腰部冷痛重着、酸麻，或拘挛不可俯仰，或痛连臀腿。

瘀血腰痛：腰部有劳伤或陈伤史，腰痛如刺，痛有定处，日轻夜重，为瘀血所伤。

肾虚腰痛：起病缓慢，腰部隐隐作痛，以酸软为主，喜按喜揉，常反复发作，劳累后尤甚。

3. 治疗

（1）治法：通经止痛。取局部阿是穴、督脉及足太阳经穴为主。

（2）主穴：阿是穴、腰眼、命门、委中。

（3）配穴：寒湿腰痛者，配腰阳关、小肠俞；瘀血腰痛者，配膈俞；肾虚腰痛者，配肾俞、肝俞、志室。督脉病证者，配大椎、长强；足太阳经证者，配照海、申脉。

（4）灸法

1）温和灸：每穴每次灸 30 分钟，至局部发红为度，每日 1～2 次，10 次为 1 个疗程。

2）隔姜灸：每次选用 3～5 穴，取适当大小艾炷隔姜灸，每穴每次施灸 5～7 壮，每日 1 次，10 次为 1 个疗程。

3）温针灸：每次选用 4～6 穴，以肌肉丰厚处为宜，施用常规温针灸法，每穴每次灸 20～30 分钟，每日 1 次，10 次为 1 个疗程。

九、治未病

中医学强调"治未病"的观念，于《素问·四气调神大论》论述治未病的重要性及必要性："是故圣人不治已病治未病，不治已乱治未乱，此之谓也。夫病已成而后药之，乱已成而后治之，譬犹渴而穿井，斗而铸锥，不亦晚乎？"艾灸以其直接调整阴阳的作用，得到古代先贤的认可。唐代养生大家孙思邈于《备急千金要方》中指出："宜游吴蜀，体上常须两三处灸之，切令疮暂瘥，则瘴疠温疟毒不能着人也。"他提出经典艾灸名言："若要安，三里常不干。"其本意为常以瘢痕灸法作用于足三里，可以健旺脾气，扶助正气，预防疾病。

灸法于传统养生保健占据了重要地位，对促进人民医疗保健事业有着十分重要的意义，普及艾灸保健治疗是有意义的，现对常用保健灸法介绍如下。

足三里：可以调整脾胃运化，促进消化吸收，扶助正气，增强机体免疫力，提高抗病能力。

气海：为下丹田，为诸气之海，有益气固精，助肾纳气作用，对疲倦乏力、气短懒言有良效，是全身强壮穴之一。

关元：为一身元气之积聚，具有调理任督之功，灸之可补元阳，益精髓，益血养气，补身之虚弱。

大椎：为督脉腧穴，为督脉与手足三阳经之会，可调整诸阳经之经气，灸之可以双向调节阴阳，既可补诸阳、通督脉，又可散阳热、解阳郁。故常灸大椎穴，既可预防感冒、颈椎病，又可治疗胸闷气短。

十、名家经验

1. 失眠

病因：失眠，中医学称"不寐"，病机不离阴阳失和。多因思虑忧郁，心脾血虚，劳倦过度所致。

灸疗：取穴百会、足三里。

灸法：悬灸，每次80分钟。易惊者加灸足窍阴。

【病例】 李某，女，48岁。

主诉：10年来经常失眠，忽寐忽醒，四肢倦怠乏力，面色苍白，面部轻度浮肿，胃纳差，气短，舌淡，脉虚细。

灸治：悬灸百会、足三里，每次悬灸30分钟，次日复诊自诉昨夜入睡快。继灸5次而愈。

2. 慢性胃脘痛

病因：本病中医学认为多因饮食不洁、饮食不节、情志内伤所致，病程长，进展缓慢，日久不愈，西医学胃、十二指肠溃疡可参照此进行防治。

临床表现：上腹部疼痛，嗳气呕酸，疼痛往往与进食有关。胃溃疡多在饱食后疼痛，十二指肠溃疡多在餐后或饥饿和晚上疼痛，进食后可以缓解。

灸疗：取穴足三里、中脘、胃俞、脾俞。

灸法：直接灸，每次取2~3穴，每穴灸6壮。悬灸，每次灸20分钟，每日1次。若脾胃虚寒甚，隔姜灸胃俞、中脘，胃酸过多配巨阙、阳陵泉、膈关、膏肓，隔日1次，连续治疗自可取效。本病在治疗期间要注意营养，少食多餐。

（选自：靳瑞，刘炳权. 1986. 保健灸法. 广州：广东科技出版社.）

十一、古籍摘要

《素问·异法方宜论》曰："北方者，天地所闭藏之域也，其地高陵居，风寒冰冽，其民乐野处而乳食，脏寒生满病，其治宜灸焫。故灸焫者，亦从北方来。"

《灵枢·官能》："针所不为，灸之所宜。"

《素问·汤液醪醴论》："当今之世，必齐毒药攻其中，镵石针艾治其外也。"

《灵枢·经水》："其治以针艾，各调其经气，固其常有合乎？"

《外台秘要·中风及诸风方一十四首》："是以御风邪以汤药、针灸、蒸熨，随用一法，皆能愈疾。至于火艾，特有奇能，虽曰针、汤、散皆所不及，灸为其最要。"

《备急千金要方·灸例》："凡灸，当先阳后阴，言从头向左而渐下，次后从头向右而渐下，先上后下。""凡点灸法，皆须平直，四体无使倾侧，灸时孔穴不正，无益于事，徒破好肉耳。"

《黄帝明堂灸经·卷上》："凡着火疗病，历春夏秋冬不较者，灸炷虽然数足，得疮发脓坏，所患即瘥；如不得疮发脓坏，其疾不愈。"

《扁鹊心书·卷上》云："凡大病宜灸脐下五百壮，补接真气，即此法也。若去风邪四肢小疾，不过三五七壮而已。"

《针灸逢源·卷五》："凡痈疽恶疮。皆心火留滞之毒。灸则心火流通。而毒自散矣。""鼻渊又名脑漏，郁热重者……注鼻灸三壮立止。""骨热不可治，前板齿干燥，灸骨会、大椎。""水泄有渴引饮者，是热在膈上……此证当灸大椎二五壮立已。""乳痈，肿焮痛甚，当清肝消毒，并宜隔蒜灸。"

十二、文献推介

靳瑞，刘炳权. 1986. 保健灸法. 广州：广东科技出版社.

王富春. 2009. 灸法捷要. 上海：上海科学技术出版社.

吴焕淦. 2006. 中国灸法学. 上海：上海科学技术出版社.

张奇文. 2016. 中国灸法. 北京：中国中医药出版社.

第三章 拔罐疗法

一、定义

拔罐疗法是指利用各种材质筒罐为器具，采取不同方法排出筒罐中的空气，使其产生负压吸附于特定体表部位或经穴上，造成局部充血、水肿、瘀血，以达到治疗和预防疾病目的的一种中医传统特色外治疗法。

拔罐疗法以中医脏腑理论和中医经络学说为理论依据，是中医外治法的重要组成部分，中医常将其纳入针灸康复治疗学范畴。在中医药防治疾病历史中，拔罐疗法与针刺、艾灸、推拿、刮痧等传统中医疗法相互影响，相互补充，为中华民族的健康事业做出了巨大贡献。

二、历史沿革

因原始生产水平所限，最早的罐具由兽角制成，所以拔罐古称"角法"。角法的最早文献记载见于长沙马王堆出土的《五十二病方》，书中记载了角法外治痔疾，可知角法初期多用于外科类疾病。至唐代王焘《外台秘要》中记载使用拔罐治疗脏腑疾病，"患殗磲（肺痨之类）等病，……即以墨点上记之，取三指大青竹筒，长寸半，一头留节，无节头削令薄似剑，煮此筒子数沸，及热出筒，笼墨点处，按之良久，以刀弹破所角处，又煮筒子重角之，当出黄白赤水，次有脓出，亦有虫出者。数数以此角之，令恶物出尽，乃即除，当目明身轻也"，书中记述了竹筒罐的制备工艺，掌握了水煮产生负压的刺络拔罐法。拔罐疗法在宋、金、元、明时期开始广泛使用，宋代沈括在《苏沈良方》中记载以火热燃烧消耗空气产生负压的火筒法治疗久咳，唐慎微在《证类本草》中记载用竹筒拔罐外治发背、头疮初期及诸疮疡肿痛。明朝《外科正宗》和《外科启玄》记载脓疮破溃使用角法拔毒泻热的疗法。清代，医家对拔罐疗法有了更完善、全面的总结，吴谦在《医宗金鉴》中首次把辨证用药和拔罐疗法结合使用，专门记载了先用针刺皮肤，继用中药煮罐后拔之的针药筒疗法。赵学敏在《本草纲目拾遗》中对拔罐疗法作了更系统的论述，专列了"火气罐"一节，对火罐的大小、形状、出产地、适应证、使用方法等都有较翔实的记载。新中国成立后，得益于国家对于医疗系统的重视，中医药学进入了新的发展阶段，拔罐疗法得到蓬勃发展。大量的临床实践与理论研究相互促进，科学技术的发展，生产力的提高，使拔罐疗法在拔罐工具、拔罐方法、治疗范围、治疗机制、使用部位等各方面都取得突飞猛进的发展。治疗范围从最原始的拔罐吸脓发展到涵盖内、外、妇、儿、五官、皮肤、神经科等，治病原理从传统的经络理论发展到神经反射、微循环、免疫调节等，使用地点从民间到全国各大综合性医院、中医院，无不彰显拔罐疗法具有重要的研究价值及广大的发展前景。

三、中医原理

（一）调整阴阳

中医学认为"阴平阳秘，精神乃治"。人的正常生理活动是脏腑阴阳动态平衡的结果，阴阳始终处于相互对立、依存、消长、转化的过程中，阴阳在量、质、运动、变化形式方面相互协调，方可保持人体各组织器官、脏腑功能的正常运行。如果因外在病邪或内在因素使阴阳失衡，出现阴阳偏盛或偏衰，就会导致疾病的发生。拔罐疗法通过吸拔身体特定部位，调整局部的气血阴阳在质、量、运行速度方面的失衡关系，进而调整脏器功能，使机体恢复阴阳平衡的状态。

现代医学认为，拔罐疗法是通过负压产生物理刺激作用，这种刺激可以通过皮肤感受器、组织间的神经纤维，经过传入神经至高级中枢大脑皮质，进而产生反射性的兴奋或抑制，作用于机体效应器，这种"神经-体液"调节使整个人体系统趋于平衡。此种调节是一种"双向调节功能"，针对人体病理状态来进行适当的调节。当身体处于兴奋状态时，拔罐可使其抑制，当处于抑制状态时，拔罐可使其兴奋，但当机体处于过偏时，因机体自身调节功能损伤，往往不能产生很好的效果，此时宜选用其他治疗方法。

（二）解毒祛邪

中医学认为，疾病的发生是正邪交争的结果，正邪的胜负决定疾病的转归预后，同时强调"邪之所凑，其气必虚"，必当祛邪方可使正胜。陈无择提出的三因学说将人体患病解释为外部的风、寒、暑、湿、燥、火所伤，内部的痰饮、瘀血、积食等阻碍，金伤跌仆等不内外因直接损害。对于三因所伤实质皆不过气血，拔罐疗法通过对毛孔、气血津液的调整，可引导营卫开阖，邪气表散，聚集经脉气血，提高局部正气，祛邪外出，以及对于疮疡、虫蛇咬伤等直接外泻邪毒，从而使机体正气恢复。

现代医学认为，动物实验证实拔罐疗法可增强局部白细胞和巨噬细胞的吞噬功能，激活局部的免疫应答，通过非特异性免疫调节，增强机体的抗病能力，同时通过局部吸引作用减少局部毒素的堆积，减少周围组织炎症刺激。同时研究显示，背部膀胱经走罐疗法可以提高正常人红细胞数量，促进网织红细胞的生成，促进肾脏促红素的分泌，以及调控肾素-血管紧张素-醛固酮系统（RAAS），达到祛邪扶正的目的。

（三）疏通经络，活血祛瘀，缓解疼痛

中医学认为"经脉者，所以能决死生，处百病，调虚实，不可不通"（《灵枢·经脉》）。经络沟通人体表里内外，运行气血，其功能贯穿于人体生理、病理，对于疾病的诊断和防治各个方面产生直接作用，与藏象、精气血津液等理论相互交融。当人体因外邪侵袭、跌仆劳逸、内伤郁结致局部经络气血凝滞或妄行，出现脉络瘀滞、经气滞涩等病理改变，进一步导致正常气血功能失调，拔罐疗法通过聚集局部经血，促进脉中瘀血凝结或血脉运行，玄府开而邪外散，血络外溢而邪热解，可以达到疏经通络、活血祛瘀、缓解疼痛效果。

现代医学认为，拔罐疗法通过对局部皮肤负压吸引刺激，能使局部的浅层组织发生被动充血，毛细血管扩张，促进局部血液循环，加速新陈代谢，改善局部炎症因子的消除。以及通过改变局部的毛细血管的血容量及人为地造成毛细血管损伤，导致局部出血，产生一系列凝血与纤溶过程，进而调整全身的血液系统，达到改善血液循环，促进凝血及血液生成的功效。

四、适应证和禁忌证

（一）适应证

拔罐疗法的临床适应证广泛，现已推广至临床各科，归纳如下。

（1）呼吸系统：感冒、鼻炎、支气管哮喘、肺炎、胸膜炎等。

（2）循环系统：高血压、高血脂、心脏神经症等。

（3）消化系统：胃炎、胆囊炎、消化不良、腹痛、便秘、腹泻等。

（4）泌尿系统：尿潴留、前列腺肥大、慢性肾小球肾炎、泌尿系感染、肾盂积水等。

（5）神经系统：脑梗死后遗症、面神经麻痹、头痛、眩晕、失眠等。

（6）代谢性疾病：糖尿病、痛风、肥胖等。

（7）妇科疾病：月经不调、痛经、慢性盆腔炎、乳腺小叶增生等。

（8）外科疾病：脓肿、腱鞘囊肿、静脉曲张、痔疮等。

（9）儿科疾病：小儿腹泻、感冒、小儿营养不良、小儿夏季热、厌食等。

（10）骨科疾病：颈椎病、落枕、肩关节周围炎、关节扭伤、腰肌劳损、腰椎间盘突出、软组织炎等。

（11）五官科疾病：睑腺炎、结膜炎、中耳炎、鼻窦炎等。

（12）皮肤科疾病：带状疱疹、荨麻疹、神经性皮炎、痤疮、黄褐斑等。

（二）禁忌证

（1）精神病发作期、精神失常、狂躁不安，或全身剧烈抽搐不能配合治疗者。

（2）年老体弱、大手术后、久病身体极度虚弱、皮肤重度水肿、皮肤严重松弛者。

（3）有出血倾向及凝血功能障碍，血液系统疾病如重度贫血、再生障碍性贫血、血小板减少者。

（4）广泛的皮肤病，皮肤严重过敏或疥癣等皮肤传染病，皮肤破损溃烂者。

（5）心力衰竭、肾衰竭、肝硬化腹水者。

（6）醉酒、过饥、过饱、剧烈运动、过劳者。

（三）禁拔部位

（1）凡传染性皮肤病、深部疗疮、大面积痈肿溃烂处及不明原因包块、黑痣处禁拔。

（2）急性创伤、扭挫伤之局部骨折情况不明处禁拔。

（3）口、眼、鼻、耳、前后二阴处禁拔。

（4）浅表大血管分布处，特别是颈总动脉（人迎穴）、心尖搏动处禁拔。

（5）妊娠期及月经期妇女的腹部、腰骶部、子宫、血海、四关等及乳房处禁拔。

（6）小儿囟门未闭者的头部、颈部、项部禁拔。

五、操作规范

（一）中医四诊收集病史资料，辨证施治

在进行拔罐操作之前，医者需通过详细的望、闻、问、切四诊合参，全面收集患者病史

资料，通过分析、综合，辨清疾病的病因、性质、部位，以及邪正之间的关系，评估患者状态，结合临床经验，确定相应拔罐治疗方法。

（二）治疗前医患充分沟通

确定拔罐操作方案后，需向患者及家属详细交代患者的病情和诊断，耐心细致地告知拔罐目的、操作方法、注意事项及可能出现的不良反应和处理方法，缓解患者紧张情绪，减轻患者顾虑，取得患者同意配合。

（三）物品准备与器械检查

检查罐具规格及是否破损，准备刮痧油、95%酒精、棉球、打火机、持物钳、毛巾、毛毯、屏风等，同时准备治疗皮肤损伤、晕罐等异常反应的药物。

（四）遵守医疗卫生原则，严格执行无菌操作

（1）拔罐操作前，医者应佩戴医用帽子、口罩，并应保持整洁，按照七步洗手法清洁双手，对选定部位进行视诊、触诊，进行局部皮肤清洁。若需在有毛发的地方或毛发附近进行拔罐，必要时进行操作前备皮剃毛。及时检查罐具是否存在破损或者残缺，避免损伤皮肤。

（2）拔罐操作后，医者再次清洁局部皮肤，重复使用的拔罐工具应先用清水或肥皂水清洗表面污迹，再用消毒剂或压力蒸汽进行器械消毒，避免交叉感染。

（五）操作过程

1. 选择合适的拔罐体位

因留罐所需时间较长，患者的体位正确与否，关系术者操作、患者舒适度及拔罐的效果。正确的体位应使患者感到舒适自然，局部肌肉能够放松，施术部位可以充分暴露，便于术者操作。具体体位选择如下。

（1）如果拔罐胸、腹、下肢的前侧部位，可以采取仰卧位。

（2）如果拔罐背、腰、下肢的后侧部位，采取俯卧位。

（3）如果拔罐背、肩、髋、下肢的后侧、外侧部位，采取侧卧位。

（4）如果拔罐肩、背、腰、颜面、颈部，采取坐位。

2. 选择合适的拔罐工具

临床上罐具的种类繁多，包含竹罐、陶罐、玻璃罐、橡胶罐、气罐等，临床上应根据病情需要选用。罐具选用规则如下。

（1）竹罐：选用高质量的坚固青竹筒制作而成，竹罐的优点是不易破碎，吸拔力强，能够吸收药液，临床常作煮罐法用，用特制中药液体煎煮进行吸拔。缺点是容易开裂，不易消毒。

（2）玻璃罐：用耐热玻璃制作而成，特点是罐口光滑，大小选择较多，质地透明，操作时便于观察，于刺络拔罐、针罐时可以直观观察皮肤情况及出血程度，便于掌握，价格便宜，但容易破碎，使用前必须注意罐口是否有破口，临床最多应用。

（3）气罐：多为塑料制品，优点是便于控制负压力量，大小选择范围宽，同时可使用于多种部位，如指尖、耳廓，价格低廉，便于操作。

（4）多功能罐：采用现代真空、磁疗、红外线等技术集合而成拔罐器具，集多种综合疗法为一体。特点是使用安全，不易烫伤，温度和负压等便于控制，患者感觉更加舒适，同时可以节省操作时间。缺点是成本较高，不便普及，体积较大，不便于维护。

3. 拔罐部位选择

（1）就近拔罐：即在病痛最强烈处拔罐，亦即于局部阿是穴处拔罐。因痛则不通，何处痛剧则何处经气阻滞，在该处拔罐治疗，针对患处气血，直接作用，效专力捷，促进局部经气通畅，对于局部肌肉劳损尤为适宜，从而达到治疗疾病的目的。

（2）远端拔罐：是以经络循环为依据，在辨病的基础上选择病痛对应经络远端部位进行拔罐，通过刺激经络的远端气血，或疼痛所属的内脏经络的要穴，以更有效地调整经气运行，使气血源头得治，间接治疗局部疾病。如胃脘疼痛，辨证属实证者予以吸拔丰隆、脾俞、梁丘等。

（3）特殊部位拔罐：运用穴位特殊的治疗作用，如常见的经外奇穴，以及临床经验性穴位，例如，发热时吸拔大椎、曲池等，治疗中暑泻痢，以及腰背部疼痛，可以于委中进行拔罐及放血拔罐。

4. 选择合适的拔罐方法

罐的吸拔主要通过各种方法排除或消耗罐内的空气，使罐内形成负压状态，进而借助大气压力差吸附于患处。具体的拔罐方法可以分为以下几种。

（1）火罐法：是临床常用方法，利用热胀冷缩及燃烧消耗空气的原理产生负压，又因具体方法分为投火法、闪火法、贴棉法、架火法、滴酒法等。本法除具有拔罐的吸附作用，亦可借助火力产生一定的温热效果，但对于术者操作技术要求较高，同时容易产生烫伤等意外。

（2）水罐法：是利用热水排空气体产生罐内负压的方法，多用于竹罐药物煮罐治疗。先将罐放入沸水或药液内煮 5～10 分钟，再用持物钳将罐夹出（注意罐口朝下），并迅速用干净湿毛巾捂住罐口沥去多余水液，并迅速降低罐口温度，然后迅速将竹罐罩在应拔的部位。本法具有药物、负压双重效果，但操作时极易发生烫伤。

（3）抽气法：使用专用气罐，配合抽气装置抽出空气，使之吸拔于选定的部位上。本法优点是便于操作，可以独立操作，同时可以避免烫伤，并且依据病情及患者耐受程度调整负压的大小，缺点是因材质问题不易消毒、不利于重复使用。

5. 选择合适的拔罐手法

不同的拔罐疗法，具有不同的治疗作用。临床上拔罐手法选择，应根据病情而定。选择合适罐法，对提高临床疗效具有重要的意义。按照拔罐手法的不同，可分为以下几种。

（1）留罐法：指将罐吸拔于选定部位，依据需要留置相应时间，又称坐罐。依据留罐时间不同，皮肤表面的充血情况，又可分为充血拔罐和瘀血拔罐。留置拔罐至皮肤充血潮红即起罐，为充血罐；留置拔罐至皮肤紫黑或出紫斑时方起罐，为瘀血罐。两者在刺激强度及治疗目的上具有差异，同时由于病情性质可能无法出现明显的瘀血罐，不应过分追求。留罐法是临床上最常用的拔罐手法。

（2）闪罐法：指将罐吸拔在选定部位后立即取下，不留罐，反复重复操作至局部潮红为度。若罐口发热烫手，当换罐进行。此法具有较强兴奋作用，适用于肌肉萎缩、局部麻木、小儿或脏腑功能虚弱病证。此法减少了留罐引起的局部疼痛及瘀斑，提高了患者的配合度，扩大了拔罐疗法的适应证。

（3）走罐法：是指将罐吸拔固定后进行往复推拉，以使局部皮肤充血出痧。走罐法操作前，为减少患者痛苦及操作流利度，先在罐口或吸拔部位涂抹活络油等介质，将罐吸附于皮肤上（多选用肌肤平坦丰厚处，如肩背部、下肢等），双手扶住罐底，前进方向微微翘起，进行往复、左右移动，速度宜慢，移动距离不宜过长。本法具有较强刺激效果，但操作时无明显痛苦，可以起到刮痧、拔罐双重效果。

6. 制订恰当的拔罐时间和力量

拔罐时间和力量恰当与否，不仅关系着患者是否耐受，更关系着拔罐的效果，具体应根据患者及病情而定。

（1）吸拔时间：急性疼痛性疾病，吸拔的时间可以较长；麻痹性疾病，吸拔的时间相对较短。如果采用补法或兴奋手法，所用罐的数量要少，吸拔的时间要短；如果采用泻法或抑制手法，用罐的数量要多，吸拔的时间要长。一般拔罐的吸拔时间为10～15分钟，短者为5分钟，长者可达30分钟。如果遇到患者感觉难以承受，可以提前起罐；如果患者感觉舒适，皮肤条件允许，时间可以适当延长。

（2）吸拔力量：体质消瘦虚弱者，罐子的吸拔力量不宜过大；体质健壮肌肉丰满者，罐子的吸拔力量要大。患者比较敏感，耐受能力较强，吸拔力量可以适当增加；新接受拔罐疗法的患者，吸拔力量由轻到重。经常接受拔罐疗法的患者，应当询问患者耐受程度，吸拔力量可以适当加大。

（六）操作流程图（图3-1）

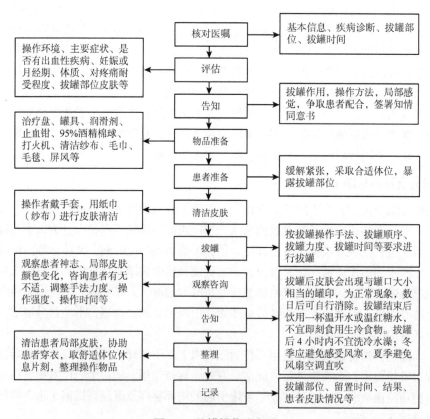

图3-1　拔罐操作流程图

六、优势和注意事项

（一）优势

1. 适用范围广

拔罐疗法在长期的临床运用过程中，治疗领域不断延伸，现治疗范围涵盖内、外、妇、儿、五官、皮肤、神经科等，准确地运用，或配合其他内外治疗方法，可以收到良好的疗效。

2. 器械简单

拔罐疗法所用器械现已量产，价格低廉。且器具容易获得，便于户外及家中使用，其他器械亦可以收到效果，如日常玻璃杯、玻璃罐、饭碗、竹米筒等均可在需要时用于治疗。

3. 简便易行

拔罐疗法操作相对简单，现开发的气罐具有极高的操作性，常人可自行完成操作，如进行适当培训，则疗效更佳。

4. 见效快、疗效高

拔罐疗法以其简便易操作的特性，决定了随时随地可进行，对于户外运动者或偏远基层尤为适宜。同时其产生的治疗效果亦是立竿见影，常见的颈椎病、落枕、中暑等疾患，多能在治疗后取得一定疗效，具有极高的说服力。

5. 强身健体

拔罐疗法，除广泛用于疾病治疗，亦可以用于防病，对于常人体质多有偏颇之时，如江南之人，居于阴湿之地，饮食寒凉，内湿多有，如叶天士所云"在阳旺之躯，胃湿恒多；在阴盛之体，脾湿亦不少"，拔罐疗法，通过开腠理，运经络肌表之湿气，可以有效防微杜渐，起到未病先防之用，同时对于常见之肌肉劳损，脏腑运化失常均有干预作用，从而达到强身健体、延年益寿的目的。

6. 安全、无毒副作用

拔罐疗法相较于针灸更加安全，无刺伤内脏之风险，亦无刺痛之不适，治疗时危险更小，接受度更高。

（二）注意事项

1. 选择合适的拔罐部位

拔罐多在肌肉丰厚、毛发稀少部位进行，如肌肤毛发较多、肌肉松弛、局部凹凸不平，都易使罐脱落，或吸力不持久而影响疗效。如必须于上述部位进行操作，则应选用气罐或橡胶罐。

尽可能避免于血管浅显处和皮肤黏膜交接处拔罐。因血管浅显处操作容易因负压过大，影响血管内外的压力差，造成局部血管破裂或血管内皮损伤，形成血栓或大块瘀青。对于皮肤黏膜交接处则因其过分娇嫩，鳞状上皮细胞或角质层过薄，施术易引起水疱或破溃。同时对于局部存在较大的黑色素瘤或性质不明肿物应慎重操作。

2. 罐具型号选用

罐具的选用应依据部位、术者握力、患者的病情及承受能力选择，如在背、大腿、肩臂进行，可选用中大号罐具，但应在操作者单手可控范围内；如颈部、前臂、腹部选用中小号罐具为宜。

3. 拔罐时应注意观察患者局部和全身反应

拔罐时，注意须询问患者自我感觉，如有发热、凉气外出、发紧、发胀等感觉均为正常现象。同时注意观察局部皮肤状况，避免长时间吸拔引起局部压力过高，出现张力性水疱。

（1）如感觉绷紧难以坚持，应于罐侧壁适当泄气，或附近重新进行吸拔，或使用较小的罐子。

（2）如拔罐后，患者无任何感觉，则提示吸力不够，可改用大罐，否则会因吸力太弱影响疗效。

（3）拔罐后应注意局部皮肤颜色，亦称罐印。罐印紫黑，是瘀血和受寒；罐印呈散在紫瘢，深浅不一，提示气滞血瘀；罐印色淡青紫伴斑块，提示气虚血瘀；罐印鲜红，提示火热旺盛。吸拔后没有罐印或虽有罐印但立即消失恢复常色者，提示病邪尚轻；吸拔部位在短时间内出现明显的罐印，多提示疾病较盛；在背部拔罐后，局部穴位出现瘀青或红点，提示该穴位所属的脏腑异常。

七、可能出现的异常情况和防治方法

1. 晕罐

临床表现：头晕目眩，面色苍白，呼吸急促，心慌心悸，四肢发凉，伴有冷汗，脉沉细；严重者，口唇指甲青紫，神志昏迷，血压、血氧测不出，四肢厥冷，脉微细欲绝。

发生原因：由于患者过度紧张不适，或体质过于虚弱，拔罐时患者处于过饥、过度疲劳、大汗后，或选取体位不适而又持续时间过长，或医者拔罐手法过重，时间过长。

处理方法：应立即将罐取下，让患者平卧，取头低足高位，静卧片刻，可饮温开水，并应注意通风保暖，多能恢复。严重者按休克进行处理，予以监测生命体征，吸氧，点按或针刺水沟、内关、百会、十宣。

防治措施：操作前明确诊断，根据患者体质、精神状况、对拔罐了解程度及对拔罐耐受程度，选择正确体位，以舒适、放松且能耐久接受拔罐的体位。初次操作应遵循由轻到重、由小到大的原则，同时医者在治疗过程中，随时观察患者变化，询问患者感受，及时处理不适。

2. 血肿

临床表现：拔罐部位皮下出血引起肿痛，继而皮下瘀青紫暗。

发生原因：多因患者凝血功能障碍，血管脆性大，或操作时不当用力，或拔罐时间过长。

处理方法：少量皮下出血或局部小块青紫，可自行消退。若局部肿胀疼痛较剧，青紫面积较大，嘱患者48小时内冷敷，48小时后热敷及局部按揉，以促进血肿消散吸收。

防治措施：注意遵守操作禁忌证，严格执行操作时准备及操作过程中的密切观察。

3. 水疱

临床表现：拔罐部位出现水疱。

发生原因：拔罐的时间过长，或组织间水肿。

处理方法：发生水疱当辨证看待，若依据正确的操作流程进行，出现水疱，可能为邪气外出；若因吸拔时间过长引起则属操作不当。直径小于1cm的水疱可自行吸收，不需处理；如果出现大水疱，可在常规碘酒和酒精消毒后，用注射器在水疱边缘刺入，将水抽出，然后涂以紫药水或烫伤膏，注意创面干洁即可。

防治措施：吸拔力不宜过大，时间不宜过长。最好用玻璃罐拔罐，便于随时观察有无水疱出现。

4. 烫伤

临床表现：轻则皮肤发红肿痛，重则皮肤起疱灼痛。

发生原因：拔火罐时罐口过热，或不慎将酒精滴在皮肤上。

处理方法：对于小范围轻度局部烫伤，可予以外用烫伤膏或麻油外涂。对于直径小于1cm的水疱可自行吸收，不需处理，如果出现大水疱，可在常规碘酒和酒精消毒后，用注射器在水疱边缘刺入，将水抽出，然后涂以紫药水或烫伤膏即可。局部灼痛明显可予以烫伤膏外敷。

防治措施：拔火罐时避免罐口受热，医生操作前避免酒精棉球过湿，同时操作手法要熟练，避免发生酒精散落。

八、临床应用

（一）感冒

1. 定义

感冒为常见外感疾病，表现为鼻塞、流涕、打喷嚏、恶寒、发热等。

2. 施治

（1）技术一

主治病证：风寒感冒。

拔罐部位：风门、肺俞、大椎穴。

操作规程：严格按操作流程进行评估、消毒及操作前准备，选取俯卧位，选择大小适宜的罐具作用于上述穴位上，留罐10～15分钟。每日1次，至痊愈为止。

（2）技术二

主治病证：风热感冒。

拔罐部位：风门、肺俞、大椎、心俞、委中、曲池穴。

操作规程：严格按操作流程进行评估、消毒及操作前准备，选取俯卧位，选择大小适宜的罐具作用于上述穴位上，留罐10～15分钟，严重者可配合大椎刺络拔罐。每日1次，至痊愈为止。

（3）技术三

主治病证：各型感冒。

拔罐部位：取督脉和两侧足太阳膀胱经内侧循行线。

操作规程：采取走罐法，患者取俯卧位，在背部涂上适量按摩乳或油膏，选择大小合适的火罐，用闪火法将罐吸拔于背部，然后沿背部督脉及两侧足太阳膀胱经内侧循行线，进行走罐，以皮肤潮红或微微汗出为度，起罐后将背部油膏擦干净。3 日 1 次，至痊愈为止。

（二）颈椎病

1. 定义

颈椎病又称颈椎综合征，是颈椎骨关节炎、增生性颈椎炎、颈神经根综合征、颈椎间盘突出症的总称，表现为颈部僵硬疼痛，活动受限，指端放射性疼痛，伏案工作者常见。

2. 施治

（1）技术一

拔罐部位：阿是穴、颈项正中督脉及颈夹脊三线。

操作规程：采取刺络拔罐法，患者取俯卧位或坐位靠在椅背上，颈项及胸背部皮肤常规消毒后，以皮肤针先重点叩刺颈项部明显的压痛点至皮肤轻微出血为度，然后予以留罐，留罐 5～10 分钟，拔出少量瘀血，严重者可留至瘀血出尽为度。每周治疗 2 次，2 周为 1 个疗程。

（2）技术二

拔罐部位：大椎、大抒、肩中俞、肩外俞、肩井。

操作规程：严格按操作流程进行评估、消毒及操作前准备，患者取俯卧位或坐位，选择大小适宜的罐具作用于上述穴位上，留罐 10～15 分钟。隔日 1 次，至痊愈为止。

（3）技术三

拔罐部位：颈部膀胱经及督脉。

操作规程：采取走罐法，患者取俯卧位，在背部涂上适量按摩乳或油膏，选择大小合适的火罐，用闪火法将罐吸拔于背部，然后沿背部督脉及两侧足太阳膀胱经内侧循行线，进行走罐，以皮肤潮红或微微汗出为度，起罐后将背部油膏擦干净。3 日 1 次，至痊愈为止。

（三）腰椎间盘突出症

1. 定义

腰椎间盘突出症是因腰椎间盘中髓核组织从破裂处突出（或脱出），刺激或压迫相邻脊神经，从而产生腰部疼痛，活动受限，下肢麻木、疼痛等一系列临床症状。

2. 施治

拔罐部位：腰骶部督脉、病变腰椎间盘相应节段双侧夹脊穴、委中穴。

操作规程：采取走罐法，患者取俯卧位，在背部涂上适量按摩乳或油膏，选择大小合适的火罐，用闪火法将罐吸拔于背部，然后沿背部督脉及两侧足太阳膀胱经内侧循行线，进行走罐，以皮肤潮红或微微汗出为度，起罐后将背部油膏擦干净。5 日 1 次，2 周为 1 个疗程。

九、治未病

（一）失眠

1. 定义

失眠为各种原因引起入睡困难、睡眠深度或频度过短、早醒、睡眠时间不足或睡眠质量差等，严重影响正常工作、生活。

2. 施治

（1）技术一

拔罐部位：督脉和足太阳膀胱经第一侧线。

操作规程：患者取俯卧位，常规消毒，用梅花针自上而下叩打督脉经线和足太阳膀胱经第一侧线，至皮肤潮红轻微渗血，然后用火罐法，留罐时间为5～10分钟。5日1次，2周为1个疗程。

（2）技术二

拔罐部位：华佗夹脊穴（从项至腰部）。

操作规程：采取走罐法，患者取俯卧位，在背部涂上适量按摩乳或油膏，选择大小合适的火罐，用闪火法将罐吸拔于背部，然后沿背部督脉及两侧足太阳膀胱经外侧循行线，进行走罐，以皮肤潮红或微微汗出为度，起罐后将背部油膏擦干净。5日1次，2周为1个疗程。

（3）技术三

拔罐部位：心俞、肾俞、膏肓、肝俞、胆俞。心脾两虚证配厥阴俞、脾俞、足三里；肝郁化火证配三焦俞、曲池；痰热内扰证配丰隆、胃俞。

操作规程：严格按操作流程进行评估、消毒及操作前准备，患者选取俯卧位，选择大小适宜的罐具作用于上述穴位上，留罐10～15分钟。隔日1次，至痊愈为止。

（二）肥胖

1. 定义

肥胖是指脂肪沉积过多，体重超过标准体重20%。是临床多种疾病的高危因素，如糖尿病、脑梗死、高血压等。

2. 施治

（1）技术一

拔罐部位：肾俞、脾俞、胃俞、天枢、中脘、建里。

操作规程：严格按操作流程进行评估、消毒及操作前准备，患者选取俯卧位及仰卧位，采用留罐法，留罐15～20分钟，于腹部穴位先采用闪罐法刺激至局部潮红，后予以针罐，留置15分钟。每周2次，6次为1个疗程。

（2）技术二

拔罐部位：组一取中脘、天枢、关元、足三里；组二取巨阙、大横、气海、丰隆。

操作规程：采用留针拔罐法。先针刺，选用气罐，留针拔罐。留罐15分钟，两组交替使用。大腿围、臀围较大者，加箕门、伏兔。每周2次，6次为1个疗程。

（3）技术三

拔罐部位：脊柱两侧膀胱经及下肢外侧。

操作规程：采取走罐法，患者取俯卧位，在背部涂上适量按摩乳或油膏，选择大小合适的火罐，用闪火法将罐吸拔于背部，然后沿背部督脉及两侧足太阳膀胱经内侧循行线，进行走罐，以皮肤潮红或微微汗出为度，起罐后将背部油膏擦干净。5日1次，2周为1个疗程。

（三）神经衰弱

1. 定义

神经衰弱是神经症中常见病证之一，体格检查及辅助检查多无明显异常，多由于长期过度紧张疲劳、精神创伤或病后体弱等原因引起，是大脑皮质兴奋和抑制平衡失调而引起的一种功能性疾病。临床表现为头晕耳鸣、记忆力下降、精神萎靡、疲倦乏力、失眠多梦等。

2. 施治

（1）技术一

拔罐部位：印堂、肾俞、关元俞、中脘、天枢、足三里、心俞。

操作规程：印堂穴予以闪罐法，至皮肤潮红为度，其余穴位依照留罐法，留罐 15~20 分钟。隔日 1 次，3 周为 1 个疗程。

（2）技术二

拔罐部位：脊椎两侧膀胱经第二侧线。

操作规程：采取走罐法，患者取俯卧位，在背部涂上适量按摩乳或油膏，选择大小合适的火罐，用闪火法将罐吸拔于背部，然后沿背部督脉及两侧足太阳膀胱经外侧循行线，进行走罐，以皮肤潮红为度，起罐后将背部油膏擦干净。5 日 1 次，3 周为 1 个疗程。

十、名家经验

（一）刘桂珍运用刺络拔罐法治疗带状疱疹经验介绍

1. 病因病机

刘桂珍认为，带状疱疹的病机为正虚邪扰。以正虚为本，湿、热、瘀、毒等邪气外扰为标，而后期疼痛是由于邪气内留，基于经络"不荣"和"不通"两个方面。

2. 辨证施治

刘氏将带状疱疹分为以下三型辨证施治。

（1）营卫失和，邪毒外扰

症见：带状疱疹典型症状，如皮肤出现鲜红色丘疹、丘疱疹，散在或呈现簇状，大小不等，伴有局部刺痛灼热、瘙痒，夜间显著。患者常伴有恶寒发热，头身困重疼痛等表邪外袭症状，或伴有口渴烦热，大便干结，小便赤涩等里热蕴结症状。

选穴操作：局部阿是穴采用刺络拔罐法，配合合谷、风池、外关针刺治疗。

（2）肝脾失调，湿热酿毒

症见：皮肤出现鲜红色皮疹、丘疱疹，疱疹中可见浑浊疱液，局部基底皮肤间可见红色水肿，或见溃破糜烂渗出，多呈两胁分布，局部疼痛不甚明显。常伴身体困重，面部油垢，不思饮食，口淡不渴，腹胀满，胁肋胀闷，大便溏结不调等湿热聚集症状。

选穴操作：皮损局部采用刺络拔罐法，配合曲池、丰隆、中脘、太冲、三阴交等穴针刺治疗。

（3）正虚邪恋，气滞血瘀

症见：皮肤疱疹色淡干瘪，或皮疹消退仅留色素沉着，但时有疼痛，表现为昼轻夜甚，甚者彻夜难眠。常伴有体倦乏力，纳差少气，面色㿠白，神疲懒言等中气不足症状。

选穴操作：皮损局部采用刺络拔罐法，配合气海、关元、血海、足三里等穴针刺治疗。

（选自：李俊雄，施佳君，闫翠娜，等. 2019. 刘桂珍运用刺络拔罐法为主治疗带状疱疹经验. 湖南中医杂志，35（12）：28-31.）

（二）覃志周等运用刺络拔罐法治疗痛风经验介绍

覃志周等运用刺络拔罐法，在痛风局部红肿明显处，先进行拍打以使局部充血，后进行刺络拔罐放血疗法。具体操作：常规消毒后使用三棱针点刺 1～2 分放血，后选择适宜大小的玻璃火罐进行吸拔，出血量控制在 3～5ml，隔日 1 次，共治疗 5 次。治疗总有效率达到 94.28%，明显优于西药组。

十一、古籍摘要

《五十二病方》："牡痔居窍旁，大者如枣，小者如枣核者方：以小角角之，如孰（熟）二斗米顷，而张角，絜以小绳，剖以刀。"

《外台秘要》："患瘰疬等病，必瘦，脊骨自出。以壮大夫屈手头指及中指夹患人脊骨，从大脊向下尽骨极，指腹向上来去十二三回，然去中指于两畔处弹之。若是其病，应弹处起作头，多可三十余头。即以墨点上记之。取三指大青竹筒，长寸半，一头留节，无节头削令薄似剑。煮此筒子数沸，及热出筒，笼墨点处。按之良久，以刀弹破所角处，又煮筒子重角之。当出黄白赤水，次有脓出，亦有虫出者。数数如此角之，令恶物出尽，乃即除。当目明身轻也。"

《本草纲目拾遗》："江右及闽中皆有之。系窑户烧售，小如人大指，腹大，两头微狭，使促口以受火气。凡患一切风寒，皆用此罐。以小纸烧见焰，投入罐中，即将罐合于患处。或头痛，则合在太阳脑户或巅顶。腹痛，合在脐上。罐得火气，合于肉即牢不可脱，须待其自落。患者但觉有一股暖气，从毛孔透入，少顷火力尽，则自落。肉上起红晕，罐中有气水出。风寒尽出，不必服药。"

十二、文献推介

陈勇，陈波，陈泽林，等. 2020. 拔罐疗法的临床及其生物学机制研究. 世界中医药，2（3）：1-8.

马榕，葛泉希，王超，等. 2019. 论拔罐禁忌及风险防范. 辽宁中医药大学学报，21（2）：89-92.

齐婧蕾，余伟佳，陈波，等. 2020. 拔罐耐缺氧效应时效-位效作用规律研究. 辽宁中医药大学学报，22（3）：83-86.

谢楚异，吕文韬，郑亚超，等. 2019. 针罐疗法临床应用的研究进展. 四川中医，37（7）：217-220.

郑亚超，孟向文，马佳佳，等. 2018. 近 10 年拔罐疗法在治未病中应用现状. 辽宁中医药大学学报，20（5）：98-100.

第四章　刮痧疗法

一、定义

刮痧疗法是指通过专业刮痧器具或各种器材进行皮肤刮疗以开泄肌表，刺激经络，疏通腠理，促进气血运行，达到出痧透邪，祛病强身目的的一种中医外治法。

刮痧疗法以中医基础理论和中医针灸经络学说为理论依据，经过长期临床实践积累而产生，是祖国医学的重要组成部分。中医学家常常将其纳入针灸推拿学范畴，刮痧疗法与针灸、按摩、拔罐等传统中医疗法相互补充，相互影响，为中华民族的健康事业做出了巨大贡献。

二、历史沿革

现知最早的刮痧工具砭石，发现于新石器时代的文物中。在长沙马王堆汉墓出土的《五十二病方》中就有记载通过砭石刮、刺治疗癫疾。《诸病源候论》记载了运用砭石治法治疗金疮肠断。在元代《先传外科秘方》详细记载了运用刮痧治疗阳痧、阴痧。虞抟于《医学正传》详尽记载刮痧的操作流程，记录了运用苎麻刮痧方法："治痧证，或先用热水蘸搭臂膊而以苎麻刮之，甚者或以针刺手足出血，或以香油灯照视胸背，有红点处皆烙之。"在清代郭志邃于痧证专著《痧胀玉衡》中撰写了痧证的寒热辨证，以表里分辨痧证，从十二经辨治痧，同时强调二便对于治痧的重要性、痧证治疗禁忌等。陆乐山在《养生镜》中详细论述了痧证的病因、辨治、脉象、调护和禁忌。鲍相璈在《验方新编》中详细记载了十二经痧证等，在刮痧疗法中依据操作方法分为刮痧、放痧、扯痧、碎痧、拍痧等。

新中国成立以后，中医药学迎来了新的发展契机，同时随着人们对健康的重视，刮痧疗法纯天然、无毒副作用的特点获得广泛关注。中医药工作者对刮痧研究做了大量的继承、发掘、研究、整理工作，取得瞩目的成绩，理论研究已从传统的经络理论发展到神经反射、微循环等，临床应用也从单一病证发展到涵盖内、外、妇、儿、皮肤、五官等，使用范围从农村卫生院、各村诊所发展到全国各大综合性医院、中医院等，呈现出广阔的应用前景。

三、基本原理

（一）中医原理

1. 疏通经络，调理气血

中医学认为，脏腑经络气血失调是疾病发生发展的重要环节，因之而病，因之而治。人体经络"内属于脏腑，外络于肢节"，是气血的载体，是人体的经纬，具有行气血、营阴阳、濡筋骨、利关节、通百窍之功。《素问·调经论》曰："血气不和，百病乃变化而生。"利用刮板在人体表面不同部位施以不同的刮痧手法，刺激了经络皮部，通过经气调整作用，透解其邪，通其经脉，调其血气，从而调节机体的病理状态，达到扶正祛邪、治愈疾病的目的。

2. 扶正祛邪，调节脏腑功能

《素问·刺法论》曰："正气存内，邪不可干。"邪正是疾病发生发展的重要因素。《素问·评热病论》曰："邪之所凑，其气必虚。"疾病的发生是邪气占优，正气虚弱而病。正气旺盛，邪气就不足以致病，"两虚相得，乃客其形""两实相逢，众人肉坚"（《灵枢·百病始生》），当正气虚弱时，邪气就会乘虚侵入而致病。脏腑是气血生化之源，维持人体正常的生理功能，是维系人体生命活动的关键。脏腑功能失调，机体正气虚弱，则邪气侵袭而发病。刮痧通过调节脏腑功能，达到祛除邪气，扶助正气的目的。扶正祛邪是临床立方施刮的重要机制，补虚与泻实是运板手法技巧的具体应用。临床上常通过刮痧选区和运板技巧来实现扶正与祛邪。

（二）现代医学科学原理

1. 对新陈代谢的影响

刮痧能刺激机体抗氧化物质——超氧化物歧化酶在正常范围内升高，起到抗衰老，减缓正常细胞氧化衰老，同时保护肌细胞与肝细胞，促进糖异生，加快肌细胞乳酸代谢，减缓肌肉酸痛，抗疲劳作用，并通过刺激皮肤神经树突状细胞，进而调节"神经-内分泌"系统，产生全身调控作用。

2. 对免疫抗炎系统的影响

研究证实刮痧能提高血清免疫球蛋白的含量、提升 T 淋巴细胞亚群（$CD4^+/CD8^+$）比值，改变血清中 Th1/Th2 比例，上调调节性 T 细胞（Treg 细胞），减少血清白细胞介素-1（IL-1）、白细胞介素-6（IL-6）、肿瘤坏死因子-α（TNF-α）等炎症介质的释放，从而重新调控身体免疫状态，减小如过敏性皮炎、过敏性哮喘等发病概率。

3. 对神经调节的影响

刮痧作为一种集物理压力及药物双重的刺激，同时刺激皮肤、血管、肌肉感受器的反射途径，通过信号冲动刺激中枢神经系统大脑皮质，进行复杂神经及分泌系统调控，调整内在环境，加强对机体的调节和控制。

4. 对内分泌系统的影响

刮痧能通过局部细胞反馈作用，调节下丘脑分泌，进而通过调节下丘脑-垂体-肾上腺、下丘脑-垂体-甲状腺、下丘脑-垂体-性腺等内分泌轴，维持机体内主要激素的平衡，保持机体激素稳态。

5. 对皮肤组织血管的影响

刮痧能刺激局部毛细血管，使血管内皮生长因子（VEGF）、碱性成纤维细胞生长因子（b-FGF）含量降低，降低血液黏度，防止血栓形成，改善皮肤血流灌注和血管内血流动力学，有效防止血栓及斑块的形成。

四、适应证和禁忌证

（一）适应证

刮痧疗法的适应范围十分广泛，但病有轻重，证有虚实，在刮痧的适应证中，部分可以单独使用刮痧疗法，部分需要配合其他疗法，部分病证，刮痧可能仅仅起到辅助治疗作用。

（1）呼吸系统：如感冒、支气管炎、支气管哮喘、肺炎、过敏性鼻炎等。

（2）循环系统：高血压、心脏神经症、高脂血症、心律失常等。

（3）消化系统：急慢性胃炎、急性胆囊炎、不完全肠梗阻、慢性肠炎等。

（4）泌尿系统：尿潴留、尿失禁、前列腺增生、神经性膀胱炎、肾炎等。

（5）神经系统：脑梗死后遗症、面神经麻痹、三叉神经痛、周围神经炎、神经衰弱、眩晕、失眠等。

（6）代谢性疾病：糖尿病、痛风、肥胖等。

（7）妇科疾病：月经紊乱、痛经、带下过多、乳腺小叶增生、更年期综合征等。

（8）外科疾病：软组织炎、外科术后便秘、术后疼痛等。

（9）儿科疾病：小儿疳积、小儿腹泻、小儿厌食、湿疹、扁桃体炎、小儿支气管炎、小儿支气管哮喘等。

（10）骨科疾病：颈椎病、肩周炎、落枕、网球肘、腕关节扭伤、膝踝关节扭伤、腰肌劳损、腰椎间盘突出症、第三腰椎横突综合征等。

（11）五官科疾病：急性扁桃体炎、鼻窦炎、角膜炎、中耳炎等。

（12）皮肤科疾病：带状疱疹、湿疹、荨麻疹、神经性皮炎、痤疮、黄褐斑等。

（二）禁忌证

刮痧疗法虽安全有效，但也有相应的禁忌证，临证时应加以重视。

（1）患有急性传染病、皮肤黏膜广泛感染的患者禁刮。

（2）年老体弱、大病后及手术后患者慎刮；身体极度衰弱或肿瘤恶病质者禁刮。

（3）有凝血功能障碍及血小板异常等出血倾向的疾病，严重造血系统疾病如重度贫血、再生障碍性贫血、骨髓瘤、血小板减少等患者禁刮。

（4）糖尿病合并周围血管病变、严重静脉曲张、静脉血栓形成、闭塞性脉管炎者禁刮。

（5）患有传染性皮肤病（疥疮、梅毒、传染性软疣）、神经性皮炎、带状疱疹急性期、紫癜者禁刮。

（三）禁刮部位

（1）凡传染性皮肤病、疔、痈溃烂处及不明原因包块、黑痣处。

（2）急性创伤、扭挫伤之局部及骨折处。

（3）口、眼、鼻、耳、前后二阴、脐孔处。

（4）大血管分布处，特别是颈总动脉（人迎穴）、心尖搏动处。

（5）妇女妊娠期及月经期腹部、腰骶部及血海、三阴交、合谷等穴位。

（6）小儿囟门未闭者的头部、颈部、项部。

五、操作规范

（一）中医四诊收集病史资料，辨证施治

在进行刮痧操作之前，需四诊合参，明确辨病辨证论治，掌握患者目前身体状况。通过分析、综合，辨清疾病的病因、性质、部位，以及邪正之间的关系，然后根据辨证的结果，确定相应的刮痧治疗方法。

（二）治疗前医患充分沟通

四诊合参，评估患者病情，确定刮痧操作方案后，治疗前告知患者及家属病情、诊断和治疗安排，耐心细致地告知刮痧目的、操作方法、注意事项、可能出现的不良反应和处理方法，取得患者配合，并签署知情同意书。

（三）药品准备与器械检查

准备刮痧板、刮痧油、治疗盘、纱布、毛巾、毛毯、屏风等，同时准备治疗皮肤损伤、晕刮等异常反应的药物及器械。

（四）遵守医疗卫生原则，严格执行无菌操作

（1）刮痧操作前，医者应佩戴无菌帽子、口罩及工作衣，并应保持整洁，按照七步洗手法进行手卫生，然后对拟刮痧部位进行局部皮肤清洁。若需在有毛发地方或毛发附近进行刮痧，必要时操作前进行备皮剃毛。

（2）刮痧操作后，医者再次清洁局部皮肤，重复使用的刮痧工具应先用清水或肥皂水清洗表面污迹，再用消毒剂或高压蒸汽进行器械灭菌，避免交叉感染。

（五）操作过程

1. 选择合适体位

患者的体位正确与否，关系着术者操作的进行、患者的配合度及治疗的效果。正确体位的选择原则是采取患者自然舒适，又能持久，且便于术者操作的体位，具体体位选择如下。

（1）刮拭头面、颈项、肩胛等部位，可以采取坐式、侧卧式、仰卧式和俯卧式。

（2）刮拭胸腹、胁肋、腰背等部位，采取仰卧、侧卧和俯卧位。

（3）刮拭臀部、四肢、肘窝、腘窝等部位，采取坐式、侧卧式。

（4）特殊部位，须通过局部的运动配合，而变换不同的体位进行。

2. 选择合适的介质及刮痧工具

（1）刮痧介质：多用兼有药物治疗作用的油剂，常具有清热解毒、活血化瘀、通络除痹、消炎镇痛等作用，常见的有活络油、万花油、清凉油等，于家中进行可使用清水、甘油、菜籽油、麻油等具有减小皮肤摩擦力的介质。同时对于医疗美容可使用玫瑰精油、石斛精油等具有美白护肤效果的介质。介质使用前可在患者耳后或腕前进行涂抹皮试，以防过敏发生。

（2）刮痧工具：刮痧板是刮痧的专业工具。目前市面常见各种形状及材质的刮痧板，有水牛角制品、矿石制品、磁石制品、木制品、塑料制品、玉制品等。水牛角以其质地坚韧，光滑耐用，价格低廉，同时具有发散行气、清热解毒、活血化瘀的作用，为临床最为常用，

于家中患者可使用木梳等器具。

3. 选择合适的部位及穴位

根据病情的需要，辨病辨证选取合适的刮痧部位，避免错误选择影响正常疗效，甚至因错误选择导致误伤。因刮痧刺激面宽，刺激强度较大，对于虚弱患者不宜大面积刮痧。

4. 选择合适的操作手法

刮痧方法包括持具操作和徒手操作两大类。持具操作包括刮痧法、挑痧法、放痧法。徒手操作包括揪痧法、扯痧法、挤痧法、焠痧法、拍痧法。

（1）刮痧法：又因是否直接接触皮肤分为直接刮痧法和间接刮痧法。

1）直接刮痧法：指在施术部位涂以介质后，刮痧工具直接接触局部皮肤，进行往复刮拭，至治疗结束。

2）间接刮痧法：在患者刮拭部位铺垫薄布，将刮痧工具作用于布上刮拭，不直接接触皮肤。本法适用于儿童、年老体弱者以减轻刺激量。

（2）挑痧法：类似于三棱针挑刺，术者以酒精棉球消毒操作部位，左手提捏挑刺部位，右手持三棱针对准挑刺部位，将针垂直于挑刺部位长轴，45°斜刺入皮肤，深度0.2~0.3cm，然后向上提针挑断皮下白色纤维组织或青筋，有白色纤维组织的地方，挑尽为止；如有青筋的地方，用双手挤出血管中瘀血，术后用聚维酮碘消毒，敷上无菌纱布，注意保持局部清洁。

（3）放痧法：又可因所选操作部位不同分为泻血法和点刺法。

1）泻血法：类似于三棱针刺络，于选定部位常规消毒，于被刺部位上端用橡皮带加压结扎，促使局部静脉充盈，右手持三棱针对准所选小静脉，迅速刺破血管壁，使其自然流出少量血液，依据治疗标准，决定出血量，操作完毕后以干棉球加压止血。

2）点刺法：类似于三棱针点刺，操作前先于选定部位进行推按，使其充血肿胀，常规皮肤消毒后，左手夹持被刺部位，以右手持针，对准所选部位迅速刺入0.1~0.2cm，迅速出针，进行向心性挤压，使其流出少量血液，依据治疗标准，决定出血量，操作完毕后以干棉球加压止血。

（4）揪痧法：是通过术者手指操作达到出痧目的，于施术部位涂抹适当介质，施术者以食指、中指屈曲的第二指节对准施术部位，把皮肤和肌肉迅速揪起，用力向外揪扯后迅速放开，一揪一放，反复进行，直至皮肤出现痧点。

（5）扯痧法：与揪痧法类似，术者于施术部位涂抹适当介质，运用食指、拇指提扯局部皮肤，把皮肤和肌肉迅速揪起，用力向外揪扯后迅速放开，使表浅的皮肤和部位出现紫红色或暗红色的痧点。

（6）挤痧法：与扯痧法和揪痧法用力方式不同，术者于施术部位涂抹适当介质，借助拇指和食指于施术部位相对用力挤压，不使局部皮肤提捏而起，反复进行，直至皮肤出现痧点。

（7）焠痧法：为借助器物燃烧的火力进行局部灼烙，产生痧点的方法，常用器材为灯心草、棉线等，如使用灯心草焠痧治疗腮腺炎，操作时用灯心草蘸油，点燃后（不带明火），于患者面部两腮肿胀处进行灼烙，手法要快，快触快起，不停留于皮肤，操作时可闻及清脆的爆裂声。

（8）拍痧法：即使用虚掌拍打或刮痧板、柳条拍打施术部位，产生痧点的方法，多用于腰背等肌肉丰厚处，讲究快触快起，避免实拍，注意操作力度。

5. 选择合适的操作顺序

刮痧治疗要有序，其要有二：首先要减少患者变换体位之苦，其次要避免遗漏刮拭部位。

（1）方向：刮痧同一条经络时应该同向刮拭，切不可往复刮拭，一条经络完毕后再操作另一条经络，直至出痧为度。操作时应遵循肌肉及皮纹走向，避免引起局部疼痛，如头部遵循头发自然走向进行刮拭；肩胛部沿斜方肌肌纤维走向刮拭；背腰部由上到下平行于竖脊肌走向刮拭。但刮痧走向与补泻存在关系，顺经为补，逆经为泻。

（2）顺序：刮痧应遵循由阳到阴，由上而下的操作，中医以头部、项部、背腰部、四肢外侧为阳，胸腹部、四肢内侧为阴。操作时多先刮阳面后刮阴面，因阳面耐受程度较好，便于患者适应刮痧强度。但中医学强调法无定法，具体操作时应根据临证时患者配合程度、身体条件、病情、病性、病势而制订顺序。

6. 制订恰当的刮痧次数

正常状态下刮痧疗法常以出痧至无明显加深为度，但患者病情不同、邪正关系各异，不必强求出痧，过度刺激容易损伤肌肤。另有部分患者对刮痧特别敏感或特别怕痛，医者必须轻柔刮之，在保证患者舒适、配合的前提下，适当增加刮拭的次数以弥补刺激量。

7. 制订恰当的间隔时间

刮痧同拔罐治疗，初次治疗时间不宜过长，手法力度不宜太重，以患者适应为目的，切勿求快，后逐渐增加力度及次数。刮痧讲究痧未退尽，则局部刺激仍在，故应以痧痕退尽而决定下次刮治时间，对于急症、重症必须治疗者，可于出痧周围进行刮疗。

（六）操作流程图（图4-1）

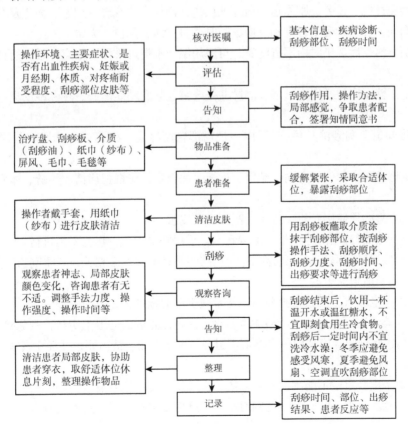

图4-1 刮痧技术操作流程图

六、优势和注意事项

（一）优势

《黄帝内经》强调"大毒治病，十去其六；常毒治病，十去其七；小毒治病，十去其八；无毒治病，十去其九"，刮痧疗法具有疗效明显、操作方便、经济安全等优点，适用于临床防治疾病，更适用于普通人自我保健。其优点可以概括为以下四个字。

简：方法简单，人人可学，具有一听就懂，一学就会，一用就灵的特点。

便：刮具易得，板具或徒手皆可，随时可刮，未病先防，既病防变。

廉：所需器具价格低廉或直接源于生活。

验：刮痧疗法运用得当多能取得良效，于中暑、腹泻、头痛等可达立竿见影之效。

（二）注意事项

（1）辨证论治是中医疗效的核心，明确诊断证型是关键，并应严格掌握禁忌证，不延误病情。

（2）诊室应安静、清洁、空气流通，刮痧治疗时应注意室内保暖，尤以冬季更应避风寒，即使夏季亦应避免室内外温差过大，以免风寒之邪侵袭而加重病情。

（3）临诊前应检查刮痧板是否光滑，有无毛糙，注意器具消毒工作，防止交叉感染。

（4）避免过饥、过劳、剧烈运动后立即操作，操作中注意患者神态、面色及全身情况，定时进行询问，视患者耐受程度和反应，随时调整方向、部位、力量。

（5）刮痧治疗后2小时内不宜洗澡，可服用温开水促进排汗，注意保暖，避免汗出当风受凉。

（6）对于糖尿病神经病变、下肢静脉曲张严重、凝血功能障碍、神经性皮炎患者宜慎重进行刮痧。

（7）告知患者刮痧治疗后3天内出现局部轻度疼痛、瘙痒或风疹团块，属正常祛邪外出。

（8）刮痧过程中部位、方向、顺序、运板手法轻重，应根据病情、年龄、体质、耐受程度而定。

（9）治疗时必须使用介质，避免干刮而伤及皮肤。

（10）首诊患者遵循由轻到重，由少到多，手法轻柔为始，切勿暴力进行。

（11）因依据时间季节制订具体操作，皮肤腠理开阖与气温相关，冬季刮治时间可稍长，夏季刮治时间则适当缩短。

（12）对于老年人，皮肤松弛薄脆，尽量减少暴力揪扯，以适当为度。

（13）在焠痧法治疗过程中严格注意防火，同时注意创面的卫生清洁，避免感染。

（14）两次刮痧间隔应视前一次痧痕消退与否而定，如病情需要，可避开该痧痕，尽量避免重复刮痧，损伤皮肤。

（15）对于皮肤过敏不能耐受药用介质者，可使用食用油或清水刮痧。

（16）注意浅表大血管安全，特别对小儿刮痧更要注意囟门、寰枢关节安全。

七、可能出现的异常情况和防治方法

1. 晕刮

临床表现：患者在刮痧治疗过程中，发生头晕，心慌，呼吸困难，心悸，大汗出，面色苍白，四肢发冷，血压下降等。

发生原因：由于临刮时患者处于过饥、过度疲劳、大汗后，或者选取体位不适而又持续过久，引起直立性低血压；医者运板手法过重，出痧过多且敏感部位选取过多，造成血容量重新分布。

处理方法：立即停止刮治，速将患者平卧，取头低足高位，给饮温开水，静卧片刻，多可恢复，并应注意通风保暖。对于操作后仍不能缓解者，应监测生命体征，予以吸氧，必要时按休克进行抢救。

防治措施：掌握病情，诊断明确，选择正确体位，避免长时间俯卧位，操作过程中注意随时交流。对饥饿、大汗后、过度疲劳者，宜待休息进食后方可刮治。保持诊室空气通畅和环境安静，避免室内外温差过大。对于首诊患者遵循由轻到重，由少到多，手法轻柔为始，切勿暴力进行。

2. 过度疲劳

临床表现：患者经刮痧治疗后感到神疲乏力，胸闷气短，少气懒言，纳差，嗜睡等虚弱症状。

发生原因：患者体质虚弱，或在过度疲劳、体质虚弱情况下接受刮治，医者运板手法过于强烈，选取穴、区、带过多，且敏感穴过多，刮治时间太长；出痧量过多，严重损伤人体正气。

处理方法：术后嘱咐清淡饮食，应保证营养充分，严重虚弱者可配合灸关元、足三里等。

防治措施：掌握病情，诊断明确，选择正确体位，避免长时间俯卧位，操作过程中注意随时交流。对饥饿、大汗后、过度疲劳者，宜待休息进食后方可刮治。保持诊室空气通畅和环境安静，减少操作过程中大汗出，汗出当风。对于首诊患者遵循由轻到重，由少到多，手法轻柔为始，切勿暴力进行。不可过度追求出痧，应循序渐进，避免过度刺激。

八、临床应用

（一）感冒

1. 定义

感冒即上呼吸道感染，是呼吸系统常见疾病，表现为鼻塞、打喷嚏、流清涕、咽干咽痒、喉咙肿痛，轻者仅有低热，重者可见畏寒高热、头痛、全身酸楚等不适。

2. 施治

（1）技术一

主治病证：风寒感冒。

刮痧部位：前额、颈项、脊柱两侧。

使用物品：生姜、葱白、活络油、酒。

操作规程：将生姜切厚片或葱白切粗段，以热酒或活络油为介质，先刮前额、颈项，后刮脊柱两侧，重刮至皮肤潮红、微微汗出或局部出痧为度。每日1～2次，3天为1个疗程。

（2）技术二

主治病证：风热感冒。

刮痧部位：以手太阴肺经、手阳明大肠经路线为主。配合前额、颈项、脊柱两侧。

使用物品：清凉油、水、刮痧板。

操作规程：以清凉油或水为介质，刮痧手法以泻法为主，逆经络走行，至出现红痧或紫色痧点。每日1～2次，3次为1个疗程。

（3）技术三

主治病证：各型感冒。

刮痧部位：以手太阴肺经、手阳明大肠经、足太阳膀胱经为主要区域。

使用物品：酒、水、刮痧板。

操作规程：以酒或水为介质，刮痧手法以泻法为主，先刮手太阴肺经、手阳明大肠经，后刮足太阳膀胱经，重刮至皮肤潮红、微微汗出或局部出痧为度。每日1～2次，3次为1个疗程。

（二）颈椎病

1. 定义

颈椎病又称颈椎综合征，是由于颈椎肌肉长期劳损、骨质增生、椎间盘突出等，致使椎管、神经根受压刺激，出现头晕、颈项僵直、手指麻木等一系列临床综合征。

2. 施治

（1）技术一

刮痧部位：风池、天柱、肩井、大椎、大抒、天宗等肩背部及曲池、列缺、合谷。或以足太阳膀胱经为主。配合颈部两侧、两臂外侧。

使用物品：活络油、黄酒、姜、刮痧板。

操作规程：以活络油或黄酒为介质，以姜片或刮痧板为器具，刮痧手法以顺经刮为主，至皮肤出现红痧或紫色痧点。每日1次，5次为1个疗程。

（2）技术二

刮痧部位：颈项部、两手掌外侧、背侧及十指内外侧。

使用物品：活络油、黄酒、刮痧板。

操作规程：以活络油或黄酒为介质，以刮痧板为器具，于颈项、手掌、十指内外侧进行顺向刮拭，于局部酸痛点着重刺激，手背掌骨间交接处进行点按，至皮肤出现潮红为度。每日1次，5次为1个疗程。

（三）腰椎间盘突出症

1. 定义

腰椎间盘突出症是因为腰椎间盘中髓核在外力因素或自身脱水退化的作用下，外在致密的纤维环破裂，髓核组织从破裂处突出，导致相邻椎管、脊神经受刺激或压迫，从而产生腰部疼痛，下肢麻木、疼痛等一系列临床症状。

2. 施治

（1）技术一

刮痧部位：腰背部膀胱经两侧线，下肢胆经、胃经循行部位。

使用物品：活络油、黄酒、刮痧板。

操作规程：以活络油或黄酒为介质，以刮痧板为器具，于腰背部膀胱经两侧线，于局部酸痛点着重刺激，于下肢胆经、胃经循行部位进行刮痧，至皮肤出现潮红、痧色紫暗为度。每日1次，5次为1个疗程。

（2）技术二

刮痧部位：腰背部膀胱经两侧线、两手掌背侧及外侧。

使用物品：活络油、黄酒、刮痧板。

操作规程：以活络油或黄酒为介质，以刮痧板为器具，于腰背部膀胱经两侧、两手掌背侧及外侧线顺向刮拭，于局部酸痛点着重刺激，于手背掌骨间交接处进行点按，于酸胀点着重刺激，至皮肤出现潮红、痧色紫暗为度。每日1次，5次为1个疗程。

九、治未病

（一）失眠

1. 定义

失眠是指各种原因引起入睡困难、睡眠深度过浅、早醒、睡眠时间不足或睡眠质量差等，严重影响正常生活、工作，并可导致神经衰弱、焦虑抑郁、健忘等的发生。

2. 施治

刮痧部位：颈肩部，头部胆经、膀胱经循行处，双下肢内侧三阴经循行部位。

使用物品：薰衣草精华、玫瑰精油、橄榄油、刮痧板。

操作规程：以薰衣草精华或玫瑰精油或橄榄油为介质，以刮痧板为器具，于颈肩部，头部胆经、膀胱经循行处顺向刮拭，同时配合局部穴位点按，于双下肢内侧三阴经循行部位进行顺向刮拭，局部酸痛点着重刺激，至皮肤温润潮红、患者自觉舒适为度。每日1次，7次为1个疗程。

（二）肥胖

1. 定义

肥胖是指脂肪沉积过多，超过标准体重20%。肥胖是临床诸多疾病的危险因素，如高血压、糖尿病、冠心病、脑梗死等。

2. 施治

刮痧部位：腹部、四肢外侧、背部。

使用物品：白醋、润肤油、黄酒。

操作规程：以白醋、润肤油或黄酒为介质，以食指、中指屈曲的第二指节或双手作用于腹部、四肢外侧、背部，把皮肤和皮下组织迅速揪起，用力向外揪扯后迅速放开，一揪一放，反复进行，至皮肤出现潮红、微微汗出为度。每日 1 次，5 次为 1 个疗程。

（三）神经衰弱

1. 定义

神经衰弱是神经症中最常见病证之一，多由于长期过度紧张疲劳、精神创伤或病后体弱等原因引起，表现为头晕、头涨、耳鸣、记忆力下降、精神萎靡、疲倦乏力、失眠多梦等。

2. 施治

刮痧部位：印堂，头部胆经、膀胱经，膀胱经第二侧线。
使用物品：活络油、黄酒、刮痧板。
操作规程：以活络油或黄酒为介质，以刮痧板为器具，于腰背部膀胱经第二侧线及头部胆经、膀胱经顺向刮拭，于局部酸痛点着重刺激，于印堂至前发际处进行顺向刮痧，至皮肤出现潮红为度。每日 1 次，5 次为 1 个疗程。

（四）美容

1. 概述

随着物质条件的改善，群众对于美好生活的向往，女性对美丽容颜的追求日益增长，刮痧具有良好的祛除皱纹，淡化色素功效，现介绍如下。

2. 施治

刮痧部位：①刮额部的美容穴：印堂至前额、神庭至两侧的太阳。②刮眼部的美容穴：沿着睛明、攒竹、鱼腰、丝竹空、瞳子髎、承泣、四白顺序进行刮痧。③刮鼻部：沿着鼻梁、鼻通、迎香、素髎、四白进行。④刮面颊部的穴位：沿着四白、颊车、下关、听宫进行。⑤刮下颌部的穴位：沿着承浆、颊车、下关进行。
使用物品：精油或清水、刮痧板。
操作规程：以精油或清水为介质，以刮痧板或手指为器具，沿上述穴位进行刮痧，至皮肤出现微微潮红为度，注意配合饮食、睡眠调养。每日 1 次，5 次为 1 个疗程。

十、名家经验

吕明庄临证运用通阳刮痧法经验介绍

1. 选材独特，彰显疗效

通阳刮痧板以天然水牛角为原材料。水牛角为宝贵中药材，味辛、咸，性寒，有清热解毒、凉血定惊、活血化瘀之功效，古时民间用为避邪祛灾之吉祥物。该刮痧板本身有清热、解毒、化瘀、消肿等作用。

2. 部位考究，腹背皆用

督脉为阳脉之海，总督一身之阳气，与任脉相通，故又可联络一身之阴。足太阳膀胱经行于背部两侧，其背俞穴与五脏六腑密切相连，长于治疗脏腑病证。任脉为阴脉之海，调节全身阴经经气。通阳刮痧法包括了尽可能多的穴位或穴位的组合，该法用穴在背部以推刮督脉和足太阳膀胱经第一、二侧线为主，重用五脏背俞穴；在腹部以通调任脉为主，重用膻中、中脘、气海三穴。

3. 经络理论，拓展临床

通阳刮痧法可通调阴阳，具有调整脏腑虚实、调和气血、疏通经络的作用，促使机体恢复正常，达到防治疾病的目的，拓展至内科、外科、妇科、儿科、伤科、皮肤科、耳鼻喉科、减肥、养颜美容、养生保健等领域。

4. 施术规范，治疗有序

吕教授强调手法应由轻到重，先整体，后局部；先项背、背腰、腰骶，后胸腹、四肢。方向以由上向下、由内向外、单方向刮拭为原则，头部一般采用梳头或散射法；面部一般由里向外，由下向上刮拭；胸部正中由上向下，双侧则由内向外；背部、腰部、腹部则应由上向下，逐步由里向外扩展；四肢宜向末梢方向刮拭。

（选自：樊同涛，雷衍东，侯珣瑞，等.2018.吕明庄临证运用通阳刮痧法经验介绍.新中医，50（5）：254-255.）

十一、古籍摘要

《说文解字》："砭，以石刺病也。"

《五十二病方》："干加[痂]：冶蛇床实，以牡彘膏膳，先括（刮）加（痂）溃。"

《世医得效方》："治沙证，但用苎麻蘸水于颈项、两肘臂、两膝腕等处戛掠，见得血凝皮肤中，红点如粟粒状，然后盖覆衣被，吃少粥汤或葱豉汤，或清油、生葱、茶，得汗即愈。此皆使皮肤腠理开发松利，诚不药之良法也。"

《痧胀玉衡》："背脊、颈骨上下及胸前胁肋、两背肩臂痧，用铜钱蘸香油刮之，或用刮舌子脚蘸香油刮之。头额、腿上痧，用绵纱线或麻线蘸香油刮之。大小腹软肉内之痧，用食盐以手擦之。"

《古方汇精·奇急门》："用青铜大钱一个。系绒线。另碗盛豆油。及真烧酒。和匀。将钱蘸油酒。刮手足骨节弯。脉恶一方治痧胀。用矾和开水温饮。或灌下。取吐泻而愈。"

十二、文献推介

丁欢,陈宇婧,李玮彤.2019.刮痧疗法作用机制的研究进展.广州中医药大学学报,36（4）:537-540.

邱灵慧，王铁山，刘碧原.2019.刮痧力度及时间间隔对刮痧效果的影响.世界中医药，14（5）：1139-1143.

王艳国，任凤蛟，肖侠.2019.刮痧疗法疾病谱研究.天津中医药，36（12）：1175-1180.

王莹莹，杨金生.2011.中国刮痧规范研究现状及展望.中国中医药信息杂志，18（12）：4-6.

杨敏，岳容兆，张沁.2019.基于文献计量学探析单一刮痧疗法的临床病证谱.护理研究，33（8）：1320-1324.

第五章 耳 穴 埋 籽

一、定义

耳穴是经典的全息理论的体现，指耳廓上某些特定区域与传统脏腑经络、组织器官、四肢躯干相联系，是机体的生理、病理现象反映点，可用于诊治疾病、防病健身。

耳穴埋籽法是指在中医基础理论的指导下，以脏腑经络为依据，将药丸、谷类等代替针刺作用于耳部穴位，常通过手压揉碾以刺激经穴气血传导，达到调整机体平衡，防治疾病目的的中医特色方法，又可称耳穴贴压法、耳穴压豆法等。

二、历史沿革

关于耳穴的最早文献记载见于长沙马王堆汉墓考古简帛《足臂十一脉灸经》《阴阳十一脉灸经》，其中论述"耳脉"与上肢、眼、颊、咽喉相联系。《黄帝内经》中的一百六十二章中关于耳窍的记述有95条，书中首次提出耳穴治疗原理，也有耳穴的定位描述和应用耳穴治病的记载。孙思邈的《备急千金要方》《千金翼方》记载有耳穴的定位方法、主治及施治操作，曰："耳风聋雷鸣，灸阳维五十壮。在耳后，引耳令前，弦弦筋上是""耳中者，在耳门孔上横梁是穴，针灸之，治马黄、黄疸、寒暑疫毒等病"，对耳穴学有很大的参考价值。宋元明清时期对耳穴的认识及运用更加普及，元代罗天益《卫生宝鉴》将其用于治疗惊痫等病，载"小儿惊痫，先惊怖啼叫，乃发也，后灸顶上旋毛中三壮，及耳后青丝脉，炷如小麦大"。明代杨继洲于《针灸大成》详细阐明了耳尖穴的部位、取穴方法和主治，记载有"在耳尖上，卷耳取之，尖上是穴""治眼生翳膜，用小艾炷灸五壮"，其穴名和取穴方法一直沿用至今。清代张振鋆编著《厘正按摩要术·查耳》，将耳廓分为心、肝、脾、肺、肾五脏五部，并绘出世界上首次印载的耳穴图，曰："耳珠属肾，耳轮属脾，耳上轮属心，耳皮肉属肺，耳背玉楼属肝。"清代民间广泛流传的耳穴和耳廓诊治疾病方法就有以耳穴治疗针眼、耳聋、咽痛、肢体疼痛等疾病。1958年法国医生诺吉尔博士的耳穴图及关于耳穴分布规律的认识传入中国，对耳穴的理论发展有一定促进作用，对耳穴探索、运用、普及和推广贡献较大。1974年上海中医学院编著的《针灸学》载有耳穴154个。1970年末，耳穴名称增加到300多个。1992年10月16日经国家技术监督局批准，颁布了国家标准《耳穴名称与部位》，并于1993年5月1日实施。这一系列措施，将耳针科学普及推上了一个新阶段，从传统民间"耳针疗法""耳压疗法"发展成"耳针学"这样一门独立的学科，并不断地进行探索和研究。

三、基本原理

(一)中医原理

1. 耳廓与经脉的关系

中医经典典籍对耳与经脉有着详细的记载，《黄帝内经》在十二经脉循行记载中对耳与经脉、经别、经筋的关系有详细的记载，如手太阳小肠经、手少阳三焦经、足少阳胆经等经脉、经筋或入耳中，循耳之前、后；足阳明胃经、足太阳膀胱经则分别上耳前，至耳上角；手阳明大肠经之别络入耳合于宗脉。阴经均通过经别与阳经相合间接入耳或分布于耳廓周围。因此，十二经脉精气均上达于耳，后世均对此有载，《丹溪心法》云"盖十二经脉，上络于耳""耳为诸宗脉客所附"。《类经图翼》载"手足三阴三阳之脉皆入耳中"。《灵枢·口问》说"耳者，宗脉之所聚也"。《灵枢·邪气脏腑病形》记载"十二经脉，三百六十五络，其血气皆上于面而走空窍。其精阳气上走于目而为睛，其别气走于耳而为听"。可知耳廓与全身经脉紧密相连，可以有效反映经脉病证，亦可以用于治疗经脉病。

2. 耳廓与脏腑的相关性

耳与五脏六腑的关系密切，是清窍与内脏联系的重要部位。在经典著作《素问·金匮真言论》中说："南方赤色，入通于心，开窍于耳，藏精于心。"《灵枢·脉度》论述："肾气通于耳，肾和则耳能闻五音矣。"《难经·四十难》也说："肺主声，故令耳闻声。"后世《备急千金要方》中说"所以任物谓之心，神者，心之藏也……心气通于舌，舌非窍也，其通于窍者，寄见于耳。"《证治准绳》也说："肾为耳窍之主，心为耳窍之客。"众多医集都分别论述了耳与五脏的密切关系，至《厘正按摩要术》云："耳珠属肾，耳轮属脾，耳上轮属心，耳皮肉属肺，耳背玉楼属肝。"则进一步将耳背分为心、肝、脾、肺、肾五部。综上，体现了耳与脏腑在生理病理方面是息息相关的。

(二)现代医学科学原理

耳廓神经有来自脊神经颈丛分支的耳大神经和枕小神经；有来自脑神经的耳颞神经、舌咽神经、面神经、迷走神经的分支及伴随着颈外动脉的交感神经，丰富的神经分布使得耳廓的敏感性极高。中枢神经系统通过分布于耳廓上的四对脑神经及两对脊神经与耳廓有着关联性，如分布在耳廓三叉神经下颌支分支的耳颞神经，除与脊髓相联系，还司咀嚼运动和头面感觉；迷走神经和舌咽神经对呼吸中枢、心脏调节中枢、血管运动中枢、唾液分泌中枢等均有调节作用，同时支配内在脏器的运动；耳大神经、枕小神经除管理躯干、四肢、骨关节肌肉运动以外，还与脏腑功能相关联。分布在耳廓上的副交感神经，耳廓上伴动脉分布的交感神经，两条神经皆对全身的脏器有双重支配作用，两者共同维系全身脏器和躯干四肢的正常运动。故从耳廓神经分布可以看出，通过刺激耳廓神经可以与周身联系。从显微角度观察耳廓神经的分布，可以由另一个角度看出耳廓和神经系统有密切联系。神经进入耳廓后，从表皮至软骨膜中会连接多种神经感受器：游离丛状感觉神经末梢、毛囊神经感觉末梢及环层小体；耳肌腱上和耳肌中有高尔基腱器官、单纯型和复杂型丛状感觉神经末梢、鲁菲尼小体及肌梭。由于耳廓丰富的浅层和深层感受器，在耳穴治疗中如手法刺激、耳穴按压、电脉冲等不同刺激方法出现的"得气"，可能兴奋了多种感觉器，感觉器在接受各种感觉冲动后传递汇集到神经脊束核，继续传递冲动至脑干的网状上行激活结构，进一步通过中枢神经调节，对脏器活动和各种感觉调节产生重要的影响。

四、适应证和禁忌证

（一）适应证

（1）疼痛：止痛是耳穴治疗最大的优势，对扭伤、外伤、骨折、烫伤等刺激性疼痛疗效最显著。亦可用于减少或代替止痛药，脑外、胸、腹、四肢、骨科、妇科等各种手术后所产生的伤口痛、瘢痕牵拉痛；对于多种炎症性疼痛亦有疗效：乳腺炎、腹膜炎、静脉炎、前列腺炎、关节炎等；对神经性疼痛如头痛、三叉神经痛、肋间神经痛、带状疱疹后遗神经痛、神经炎等也有效。

（2）各种五官炎症性疾病：如中耳炎、牙周炎、牙龈炎、扁桃体炎、咽炎、急性结膜炎、腮腺炎、鼻窦炎、睑腺炎等。

（3）变态反应性疾病：如过敏性鼻炎、过敏性紫癜、过敏性咳嗽、过敏性结肠炎、结节性红斑、过敏性结膜炎、风湿热、荨麻疹、药物疹等。

（4）内分泌代谢及泌尿生殖系统疾病：如糖尿病、肥胖、甲状腺功能亢进症、急性甲状腺炎、尿崩症、垂体瘤等。

（5）功能性疾病：如内耳眩晕症、呃逆、高血压、多汗症、眼肌痉挛、神经衰弱、自主神经功能紊乱、面肌抽搐、偏头痛、小儿多动症、肠胃消化不良等。

（6）预防保健作用：可用于耳鸣、耳聋、冻疮、痴呆的预防；预防晕车、晕船；此外，还具有美容、减肥、催产等功效。

（二）禁忌证

（1）习惯性流产者、中耳炎患者禁止耳穴刺激。

（2）耳廓冻伤或有局部皮肤炎症者禁止耳穴刺激。

（3）过度疲劳或身体极度衰弱者禁止耳穴刺激。

（4）患有严重心脏病变和重度低血压的患者，不宜耳穴刺激。

（5）耳廓上有肿瘤、黑色素瘤等，不宜耳穴刺激。

五、穴位介绍及操作规范

（一）常用穴位介绍

1. 肝

定位：耳甲艇的后下部。

应用：妇科病如月经不调、痛经，血液病，皮肤病如黄褐斑、痤疮。

2. 心

定位：耳甲腔正中凹陷处。

应用：神经衰弱，心脑血管疾病如心律失常、高血压。

3. 脾

定位：耳甲腔的后下方。

应用：消化系统疾病如脾胃虚弱，气血不足导致的贫血、便秘、腹泻；妇科病如白带过多、崩漏。

4. 肺

定位：耳甲腔中央周围。

应用：肺系疾病如声音嘶哑、咽喉炎；皮肤病如瘙痒、荨麻疹、痤疮、湿疹。

5. 肾

定位：对耳轮下脚下方的后部。

应用：生殖系统疾病如早衰、脱发，神经衰弱，脑系疾病如健忘。

6. 三焦

定位：耳甲腔底部，内分泌穴内侧，耳孔外。

应用：水液代谢异常如便秘、水肿、肥胖。

7. 胃

定位：耳轮脚消失处。

应用：消化系统疾病如腹胀、口臭、肥胖。

8. 大肠

定位：耳轮脚上方的前1/3处。

应用：肠系疾病如便秘、痔疮，肥胖。

9. 内分泌

定位：耳甲腔底部，屏间切迹内。

应用：妇科及内分泌疾病如月经不调、崩漏、痛经、更年期综合征、失眠，黄褐斑、痤疮。

10. 交感

定位：耳轮下脚的末端与耳轮交界处。

应用：自主神经功能紊乱如失眠、多汗、心律失常、焦虑等。

11. 子宫（内生殖器）

定位：在三角窝前1/3凹陷处。

应用：妇科疾病如月经不调、痛经、闭经、崩漏、盆腔炎。

12. 神门

定位：三角窝内，对耳轮上下脚分叉处稍上方。

应用：神志病如失眠、多梦、心烦、头痛、面痛、戒断综合征。

13. 皮质下

定位：对耳屏内侧面。

应用：神经系统及内分泌系统疾病如神经衰弱、失眠多梦、记忆力下降、神经性头痛。

14. 耳尖

定位：耳廓向前对折的上部尖端处。

应用：头面五官科各种急性热病如睑腺炎、目赤肿痛、咽喉肿痛、面神经炎、痤疮、中耳炎等。

心血管系统疾病常取穴：耳尖、肝、心、肾、皮质下、内分泌等穴位。

呼吸系统疾病常取穴：肺、大肠、膈、脾、胃等穴位。

消化系统疾病常取穴：胃、大肠、小肠、脾、直肠、皮质下、神门等穴位。

妇科疾病、内分泌疾病常取穴：子宫、卵巢、脑垂体、肾、肝、心、内分泌等穴位。

（二）操作规范

1. 中医四诊收集病史资料，辨证施治

根据不同证型，在辨证辨病的基础上，选择适宜耳穴埋籽部位。如失眠，常用埋籽部位是皮质下、脾、神门、心等部位，但若表现为面红目赤、狂躁、心烦意乱、身热口渴、小便黄赤、大便干结，舌红、苔黄燥、脉数，属热扰神明证，当以清心通腑、静心安神为治则，可加大肠、肾、三焦、肝、胃等部位。若纳差食少、面色萎黄、忧愁思虑属心脾两虚证，要在常规部位基础上加取脾、胃、心包、脑等。

2. 治疗前医患充分沟通

详细询问患者有无皮肤过敏病史，同时明确告知此次目的、治疗的流程、适应证及禁忌证，检查有无皮肤破损，在经过患者同意后，可进行耳穴埋籽治疗。若过程中或治疗后患者出现不适，应及时停止，并询问、记录不适原因，治疗后叮嘱患者治疗时间及注意事项。

3. 器械检查

检查器械是否齐全，包括治疗盘、药籽、医用酒精、棉球、棉签、镊子、胶布、探针、耳针等，检查器械的使用时间。

4. 医疗安全

治疗过程中遵循医疗卫生原则，医者按七步洗手法清洁双手，检查耳穴治疗部位皮肤无破损，给耳穴压豆部位皮肤局部酒精清洁消毒，使用探针进行耳穴定位，治疗过程中切勿用尖锐针头反复刺激，避免暴力致皮肤出现破损感染等，治疗后及时处理医疗垃圾。

5. 操作过程

（1）术前沟通：根据患者的症状，辨证辨病选择合适穴位，术前沟通解除或缓解不必要的紧张焦虑。告知耳穴操作理论依据是通过疏通经络，调整脏腑气血功能，促进机体的阴阳平衡，达到防治疾病的目的。

（2）评估工作：确定患者耳穴处方；现场评估耳穴埋籽部位的皮肤，患者对疼痛的耐受程度及有无感觉障碍；评估患者的依从性、耐受性等问题。

（3）准备工作：操作者需按照七步洗手法清洁双手，戴口罩，操作过程耐心仔细，注意仪表整洁，态度和蔼。准备物品：治疗盘、敷贴、胶布、酒精、棉签、镊子、弯盘、探棒、快速手消毒液等；保证周围环境清洁安静，室温适宜。核对患者姓名、诊断，做好告知解释工作，协助患者取舒适体位进行接下来的耳穴埋籽治疗。

（4）定穴消毒：操作者一手持耳轮后上方，另一手持探棒在选区内上下左右反复寻找敏感点（即持续的酸麻胀痛感或出现明显的经气传达），对穴位局部皮肤进行消毒，使用干净的棉球擦干多余的酒精。

（5）耳穴埋籽：用一次性耳穴埋籽成品，或者自制：使用莱菔子、王不留行等，将一粒贴于0.5cm×0.5cm方形低致敏胶布中央。使用镊子将敷贴按于耳穴上，并给予适当按压，询问患者感觉，确定按压位置是否准确，可进行调整，按压后询问是否有疼痛或其他不适，术后嘱患者每日自行按压3～5次，留置24小时，若出现皮肤瘙痒可提前摘除。

6. 操作流程图（图5-1）

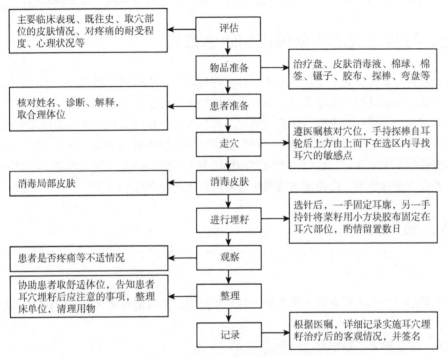

图5-1 耳穴埋籽操作流程图

六、优势和注意事项

（一）优势

耳穴在耳廓分区明显，对应性强，穴位敏感度高，疗效肯定，副作用少，对人体内部各器官具有诊断及治疗价值；协同性强，耳穴治疗可与其他疗法配合，共同促进疾病康复。因为耳穴的无创性，患者接受度高，在不造成机体损伤下完成治疗，可根据患者的疾病及证型，给予经络穴位配伍，通过按、压、揿刺激穴位的方法，达到调理阴阳，治愈疾病的目的，对临床内外科各系统痛症、妇科疾病、五官科疾病、皮肤科疾病等皆有良好的疗效，适合临床推广普及。

（二）注意事项

（1）贴压耳穴应注意防水防油，以免脱落。

（2）夏天空气潮湿，皮肤易出汗，贴压耳穴不宜多，时间不宜长，以防胶布潮湿或皮肤感染。夏季可留置埋籽 1～2 天，冬季可留置 3 天。

（3）如对胶布过敏者，可用低致敏胶布代之。

（4）耳廓皮肤有痣、炎症或化脓者不宜采用耳穴埋籽。

（5）对年老体弱、精神高度紧张、久病术后患者按压宜轻，妊娠妇女及习惯性流产者慎用，急性疼痛性病证宜重手法强刺激。

（6）告知患者在埋籽操作中，感到热、酸、麻、胀或感觉循经络放射传导为"得气"现象；留置期间，每隔 4 小时左右用手指按压埋籽处，进行穴位刺激，以加强疗效。

七、可能出现的异常情况和防治方法

耳穴埋籽并非完全安全无意外发生，耳穴埋籽可能出现的异常情况有：①埋籽时用力过大损伤皮肤，皮肤破溃；②患者对于埋籽所使用的材料如王不留行或胶布过敏。

防治方法：①埋籽时力度以能有效固定并能发挥埋籽作用为宜，若皮肤已发生破溃应立即轻轻撕下埋籽，并做好消毒措施；②埋籽前应仔细观察患者耳朵皮肤是否完好，对于皮肤破溃的患者应不使用埋籽，已使用者应立即轻轻撕下埋籽，并做好消毒措施；③对于皮肤过敏的患者也不推荐使用，已使用者应根据患者的过敏情况对症治疗。

八、临床应用

（一）泌尿系结石

泌尿系结石为临床常见病，可发生于各个年龄段，耳穴埋籽法可用于协同治疗此病，介绍如下。

取穴：肾、膀胱、输尿管、三焦。

操作方法：进行耳廓消毒后，取耳穴贴，将耳穴贴压在结石同侧耳缘以上穴位，每日用手指按压 3～5 次，每次 3～5 分钟，每穴以按压伴有胀、麻、痛感为佳，至皮肤潮红、灼热为度，7 天为 1 个疗程。

（二）心律失常

心律失常是由于各种原因使心脏传导冲动失常，导致心脏频率、节律异常，耳穴埋籽法可用于协同治疗此病，介绍如下。

取穴：心、神门、交感、肾、三焦、脾、皮质下、内分泌。

操作方法：进行耳廓消毒后，取耳穴贴，将耳穴贴压在双侧耳缘以上穴位，每日用手指按压 3～5 次，每次 3～5 分钟，每穴以按压伴有胀、麻、痛感为佳，至皮肤潮红、灼热为度，10 天为 1 个疗程。

（三）假性近视

假性近视指通过缓解疲劳，解除肌肉痉挛，视力可以恢复正常，常见于未成年人，自觉时有眼部酸胀，耳穴埋籽法可用于协同治疗此病，介绍如下。

取穴：肝、脾、肾、神门、交感、内分泌。

操作方法：进行耳廓消毒后，取耳穴贴，将耳穴贴压在双侧耳缘以上穴位，每日用手指按压 3～5 次，每次 3～5 分钟，每穴以按压伴有胀、麻、痛感为佳，至皮肤潮红、灼热为度，5 天为 1 个疗程。

（四）带状疱疹后遗神经痛

带状疱疹后遗神经痛，常由于带状疱疹未得到及时治疗，遗留神经性疼痛，多见于体质虚弱的老年人，常影响其正常生活，耳穴埋籽法可用于协同治疗此病，介绍如下。

取穴：肝、胆、神门、耳尖、心、三焦。

操作方法：进行耳廓消毒后，取耳穴贴，将耳穴贴压在双侧耳缘以上穴位，每日用手指按压 3～5 次，每次 3～5 分钟，每穴以按压伴有胀、麻、痛感为佳，至皮肤潮红、灼热为度，7 天为 1 个疗程。

（五）呃逆

呃逆是指气逆上冲，声短而频，喉间呃呃有声，不能自止。本病好发于消化不良、进食过快、胃肠神经症、感冒伤风、外科术后等情况下。耳穴埋籽法可有效治疗本病，介绍如下。

取穴：交感、神门、皮质下、脑干、耳迷根、膈、脾、胃、肾、肝等穴。

操作方法：进行耳廓消毒后，取耳穴贴，将耳穴贴压在双侧耳缘以上穴位，每日用手指按压 3～5 次，每次 3～5 分钟，每穴以按压伴有胀、麻、痛感为佳，至皮肤潮红、灼热为度，3 天为 1 个疗程。

（六）痛经

痛经是指女性在月经期或经期前后出现以小腹、下腹部疼痛为主，伴有腰酸、腰痛、乳房胀痛、恶心等不适的病证。耳穴埋籽法可有效缓解疼痛，介绍如下。

取穴：内生殖器、子宫、神门、交感、内分泌、皮质下、肾、肝。

操作方法：在月经来潮前 7 天开始操作，经期亦可进行操作。操作前耳廓常规消毒后，取耳穴贴，将耳穴贴压在双侧耳缘以上穴位，每日用手指按压 3～5 次，每次 3～5 分钟，每穴以按压伴有胀、麻、痛感为佳，至皮肤潮红、灼热为度，3 天为 1 个疗程。

九、治未病

（一）泌乳过少

泌乳过少是指产后奶水少、乳汁不行，是产后常见病证之一。中医学认为其主要病机为产后气血虚弱，乳汁生化乏源，或产后肝郁气滞，乳汁运行不畅。耳穴埋籽法可有效治疗本病，介绍如下。

取穴：主穴取胸、内分泌、乳腺穴。配穴：气血虚弱者加心、胃、脾穴；痰湿壅阻者加脾、三焦、肾穴；肝气郁滞者加肝、皮质下、胆、三焦穴。

操作方法：耳廓消毒后，取耳穴贴，将耳穴贴压在双侧耳缘以上穴位，每日用手指按压 3～5 次，每次 3～5 分钟，每穴以按压伴有胀、麻、痛感为佳，至皮肤潮红、灼热为度，3 天为 1 个疗程。

（二）胸闷

胸闷是一种主观感觉，即呼吸不畅或自觉压抑，严重者表现为呼吸困难，可见于哮喘、慢性阻塞性肺疾病、心力衰竭、癔症、心脏神经症等多种病证，此处耳穴治疗针对的是无器质性及明显病变的胸闷。单用耳穴埋籽法可有效治疗本病，介绍如下。

取穴：主穴取心、肾上腺、小肠、皮质下；配穴取肺、交感、肝、内分泌、神门。

操作方法：耳廓消毒后，取耳穴贴，将耳穴贴压在双侧耳缘以上穴位，每日用手指按压3~5次，每次3~5分钟，每穴以按压伴有胀、麻、痛感为佳，至皮肤潮红、灼热为度，5天为1个疗程。

十、名家经验

苗广宇选取心、肺、脾、肝、肾、交感、肾上腺、神门、内分泌、皮质下等穴位，使用粘有王不留行的胶布贴于所选穴位上，轻揉之以使耳穴有热、胀、痛感，每日按揉3~5次，每次5分钟。1个疗程7天，贴压2次，共4个疗程，疗程间不停止。治疗60例慢性疲劳综合征患者，有效率可达96.7%。

秦艳选取皮质下、心、肾、胃、肝、神门等穴位，运用耳穴贴压每日按压3~5次，每次每穴按压3~5分钟。每5天换贴1次，休息2天。配以中药安神解郁汤内服治疗肝郁化火型亚健康失眠，取得了良好的临床疗效。

马欲晓使用耳穴贴压疗法治疗痛经，选择耳穴内生殖器、肝、内分泌及神门穴，每次贴于单侧耳穴，每次按压3~5分钟，隔日更换耳穴贴，左右两耳交替，于月经周期前7天开始实施耳穴贴压治疗。治疗50例女大学生原发性痛经，能够取得优于非甾体抗炎药止痛的满意效果。

十一、古籍摘要

《灵枢》："耳者，宗脉之所聚也""十二经脉，三百六十五络，其血气皆上于面而走空窍，……其别气走于耳而为听"。

皇甫谧《针灸甲乙经·小儿杂病》："婴儿耳间青脉起者，瘈，腹痛。大便青瓣，飧泄。"

元代危亦林《世医得效方》："蓖麻子、大枣肉、人乳和作枣核大，棉裹塞耳，以治气血衰弱，耳聋耳鸣。"

清代吴尚先《理瀹骈文》："以手摩耳轮，不拘遍数，所谓修其城廓以补肾气，以防聋聩也""发宜常梳，面宜常擦，目宜常运，耳宜常弹，舌宜舔腭，齿宜常叩。"

《备急千金要方》："心气通于舌，舌非窍也。其通于窍者，寄见于耳，左耳丙，右耳丁。"《证治准绳》："肾为耳窍之主、心为耳窍之客。"

《杂病源流犀烛》："肺主气，一身之气贯于耳。"

十二、文献推介

刘继洪，张年，钟伟泉，等. 2013. 耳穴外治法在治未病常见病证的应用. 中华中医药学会. 第九次全国中医外治学术年会暨"耳穴诊疗技术防治疾病应用"学习班论文汇编，佛山，389-395.

罗添云，于林，伍远菲，等. 2018. 耳穴埋籽改善郁病患者睡眠的应用效果. 中国医药科学，8（21）：44-46.

苗广宇. 2012. 耳穴疗法治疗慢性疲劳综合征疗效观察. 临床军医杂志，40（4）：855-886.

秦艳，张蕾. 2013. 耳穴贴压加中药内服治疗肝郁化火型亚健康失眠 50 例临床观察. 新中医，45（8）：155-157.

沈藕英，吴桂红. 2019. 耳穴贴压联合常规疗法治疗广泛性焦虑症临床研究. 新中医，51（3）：234-236.

第六章 手指点穴

一、定义

点穴疗法是中医特色疗法之一，医者依据病情和经验判断，选取特定穴位或刺激区域，用手施以点、按、掐、拍、叩等不同手法刺激，通过经穴刺激经络气血流通，进而调节脏腑功能活动恢复正常，达到治疗、预防疾病的目的。因操作上主要借助手指点按，故称为"点穴疗法""手指点穴"。

二、历史沿革

先秦时期《黄帝内经》中记载"按之则血气散，故按之痛止"，可理解为点穴的原型。《黄帝内经》记载了早期点穴的工具，如砭石、锓针等，这是史料记载的最早点穴用具。长沙马王堆汉墓中出土的《五十二病方》记载了关于导引、按跷、灸烙与气功等古典中医疗法，亦证实导引点穴之法在西汉已有较高技艺。"导引按跷"初记载于《素问·异法方宜论》"中央者，其地平以湿，天地所以生万物也众，其民食杂而不劳，故其病多痿厥寒热，其治宜导引按跷"。王冰对其注释为："摇筋骨，动肢节抑按皮肉，捷举手足。"故可理解导引、按跷之术即为点穴疗法的雏形。现传承的经典点穴法源自道教龙门派的支系——外山林派，据考证经典点穴法中二十五部功法传承于福建闽南张氏家族，其余点穴功法散落于各家门派中，现民间流传的多为此类。而少林指针点穴法，为达摩祖师融合了经典点穴法和武术技击点穴技法中的精华，结合少林功法及武医学演化而来，后经弟子传承发展，指针点穴疗法派系逐渐形成。

随着临床实践的积累及古籍传承，点穴疗法理论体系渐趋完善，主治范围不断扩大，以指针点穴流派及指医点穴流派为主的派系日益壮大。指针点穴疗法代表人姚旭堂先生在武汉行医数十年，治病多有良效，曾被聘为省直机关工作人员的保健医师。1961年武汉市第四医院成立指针科研小组，观察指针点穴对128种病种的治疗效果，证明点穴在临床上操作简便，经济安全，确有成效。点穴名家贾立惠先生根据武术点穴的原理，将武术点穴广泛地应用于治疗多种常见疾病，收到良好效果。后林超雄、李桂萍师承贾立惠、姚旭堂学术思想，结合指针点穴及指医点穴两派的治疗特长，并借鉴其他推拿流派的学术思想，创立了一套新的点穴方法——李林点穴疗法，林氏运用该点穴疗法于临证40余载，共诊疗患者28余万人次，所治病种包括痛症、肢体瘫痪及各科疑难杂症，积累了丰富的临床经验，也证实了点穴疗法的临床疗效。

三、基本原理

（一）中医原理

1. 调整阴阳

阴阳为人之根本，《黄帝内经》云治病必求其本，常人阴阳动态平衡，若阴阳失调则为病。如阴阳失调，则易产生阴阳两虚、阴虚、阳虚、阴竭阳脱等各种表现。而治疗的关键在于调整阴阳的偏盛偏衰，有者求之，无者求之，使机体归于"阴平阳秘"，达到平和的目的。点穴通过经穴配伍和点穴手法补泻刺激三阴三阳经以调和脏腑经络阴阳来完成疾病救治。如肾阴虚，肝阳上亢而引起高血压、头痛，治当育阴潜阳，取肾经太溪穴用补法，配肝经太冲穴用泻法来调整阴阳平衡。

2. 扶正祛邪

《黄帝内经》云："邪之所凑，其气必虚。"正气是御邪的基础，亦是疾病转归的关键，扶正就是提高机体的抗病能力，减少犯病的风险，而祛邪就是祛除致病因素，减少对机体的损害。疾病发生发展的过程是正邪斗争的外在体现。点穴疗法能在经穴通过手法的补泻来调理正气和泻除邪气，增强机体抗邪能力，从而达到正气存内。

3. 活血通络

经络内连于脏腑，外络于肢节的特点，使得内外邪气均可流通于局部经络，故常见经络不通，治疗上根据经络与脏腑虚实辨证，在特定穴位上以手法取得"通其经脉，调其气血"的作用，从而排除痹阻、活血通络，治愈疾病。

（二）现代医学科学原理

（1）手指点穴是中医康复理论与针灸推拿相结合的体现，在中医康复理疗、解剖学和中医辨证取穴的理论上，通过局部穴位刺激来松解痉挛部位的肌群，刺激局部气血流通，以达到降低肌张力、抑制痉挛，治疗疾病的目的。

（2）从现代医学研究的"全息医学"来认识，其主要是通过局部调节神经系统的兴奋传递，改变内在中枢系统及内分泌激素调节等反射性地改善全身病变部位的血液循环和一系列的新陈代谢，进而促进组织细胞的修复与再生，从而达到治愈疾病的目的。

四、适应证和禁忌证

（一）适应证

（1）神经系统疾病如中风后遗症、脊髓灰质炎后遗症、儿童脑性瘫痪、多发性周围神经炎、臂丛神经不完全性麻痹、外周神经损伤、坐骨神经损伤等。

（2）脊柱疾病如颈椎病、落枕、腰椎不稳、第三腰椎横突综合征、腰椎间盘突出症、脊柱侧弯等。

（3）上肢骨与关节疾病，如肩周炎、网球肘、腕关节扭挫、腱鞘炎等。

（4）下肢骨与关节疾病，如踝关节扭伤、股内收肌痉挛、腓肠肌痉挛、膝关节痛及韧带损伤等。

（5）其他如头痛、牙痛、呃逆、癔症、小儿消化不良、感冒、急性咽喉炎、腹泻等。

（二）禁忌证

（1）急性感染性热病，如化脓性关节炎急性期、急腹症、蜂窝织炎、急性脑膜炎。

（2）严重冠心病、心律失常、肺结核、骨质疏松、多发癌症转移。

（3）各种造血功能障碍病、凝血功能障碍病，如再生障碍性贫血、便血、尿血、血友病等。

（4）严重皮肤病，皮肤破损、溃烂、烧烫伤等。

（5）多处骨折、气胸、胸腔积液等。

（6）妊娠时腰骶部、四关等相关穴位慎用。

五、操作规范

（一）点穴操作前

（1）中医四诊合参收集个人病史资料，掌握患者疾病状况，通过脏腑经络辨病、辨证施治，制订合理的处方。

（2）治疗前医患充分沟通，告知可能出现的不适，讲解治疗过程中患者应如何配合治疗。

（3）用物准备：手消毒液，治疗巾、治疗床或治疗椅，活络油等介质，必要时准备屏风。

（4）医疗安全：医者手卫生，以七步洗手法消毒；选取合适部位，充分暴露治疗部位，确保皮肤完整可操作，注意保暖及保护个人隐私，协助患者摆好治疗体位，防止治疗过程中跌倒或坠落。

（二）操作手法

点穴疗法有点法、按法、掐法、拍打法、叩打法、捶法、旋转法，其中包含五种基本手法，即点法、掐法、按法、拍打法、叩打法。

1. 点法

以指端或肘尖或屈指指背，着力于施术穴位上，按而压之，戳而点之，故称点法。

（1）单指点法：常与揉法配合，为点揉。术者中指微屈曲，拇指、食指端分置于中指端的腹背部，以中指端着力点点压施术部位。

（2）多指点法：以拇、食、中三指并拢，点按施术部位，称三指点法。此法多用于四肢、胸腹及肩关节肌腱处。或以五指并拢呈梅花形，共同点于穴位上，称五指点法。此法刺激量大，主要用于肌肉较发达的部位。

（3）屈指点法：术者以屈曲的食指或中指的指背突起处着力于穴位进行点按。此法主要作用力较深透，适用于穴位较深、面积较大的部位，为强力点法。

（4）肘尖点法：术者屈曲肘关节，以肘尖着力于施术部位，压而点之或点而循之。此法主要用于肌肉丰厚的背部穴位或体形壮实者，是强力点法。

（5）点法依据力度分为轻、中、重三种点法。

1）轻点法：其力轻而富有节律性、弹性，是一种弱刺激的手法。具有补益的作用，多用于小儿、妇女、年老体弱及虚证患者。

2）中点法：其力介于轻重之间，依据施术者的经验及患者的耐受程度而确定，中等刺激量，能达调和营卫、疏通经络、补虚泻实的功效。

3）重点法：是一种强刺激手法，偏于泻，主要用于青壮年，体格健壮，软组织丰厚部位。表现为实证或急症者，有通经活络、消积破结、调和阴阳、点穴开筋、消肿止痛之功效。

无论使用何种方法，操作中切忌用暴力，而应由轻到重再到轻，柔中带刚，反复施力。

2. 按法

以单手或双手的手指或手掌着力于施术部位，按而压之，称按压法。

（1）操作与要领：拇指伸直，余指扶于施术部位之侧旁，或以四指握紧，拇指末节紧贴食指桡侧，以指端着力深按而抑制，缓慢移动，间断按压，压而不动，缓慢而有节律。按压时着力点与被压部位成45°～90°。操作时可以着力点垂直于肌腱端向上下、左右拨动（按拨法），但着力点端不应在皮肤上滑动或移位。

（2）作用：本法刺激强度大，具有疏通经络、活血止痛、消肿散结、镇静安神、驱风散寒、解热透表、消痞散结、舒展肌筋、放松肌肉、消除疲劳等功效。

3. 掐法

以指端相对用力重掐穴位而不刺破皮肤的手法，称掐法。

（1）操作与要领：术者以单手或双手拇指端，在施术的穴位上重掐而按之。用力轻重及节律依受术者年龄及病证虚实、耐受程度而定，本法是重刺激手法之一，取穴应准，着力点适宜，不可以指端掐破皮肤。主要用于治疗瘫痪、癫狂、关节疼痛、头痛、感冒。急救时常用此法，如掐人中、涌泉。

（2）作用：本法刺激强度大，具有定惊醒神、回阳救逆、祛风散寒、醒脑开窍、温通经络等作用，主要用于急症。

4. 拍打法

拍打法即术者以食、中、无名、小指并拢，指端微屈曲，拇指与其余四指稍并拢，掌心空虚，通过腕关节的带动进行拍打，拍打时各指腹与大小鱼际接触被拍打部位的皮肤，轻柔而有节律。

（1）操作与要领：本法是一种带震动性的中等刺激手法，以腕肘关节活动为中心，肩关节协调配合，通过前臂的主动运动带动腕关节做有节律的拍打。拍打胸背时，最好在深呼气后进行。拍打法所用力度依据患者耐受程度而定。

（2）作用：本法具有行气、活血、疏通经络、健脾胃、壮肾之功。实证、虚证均可应用，可作为强身保健之法。

5. 叩打法

叩打又因作用部位不同而分指腹叩打和指尖叩打。指腹叩打法手势同拍打法，即以五指指腹接触皮肤。指尖叩打法是以五指微屈曲并齐，以指尖端叩打施术部位，刺激面积小，其作用同点法，多作为中等刺激强度手法。

6. 捶法

五指自然微握拳，将大拇指放置于食指内下方，以小鱼际外侧面接触施术部位，通过腕肘关节节律的摆动进行叩击。操作时应沉肩、垂肘、悬腕，以腕关节为活动中心，根据轻重刺激的不同要求进行捶打，使患者既感到一定的力度，又轻快柔和、均匀渗透。

7. 手法的补及泻

补法是指术者操作时在穴位上进行力度较弱、频率较缓的操作手法，使受术者有一种力量柔韧、含蓄、渗透的感觉。

泻法是术者操作时在穴位上进行力度较强、频率较快的操作手法，使受术者有一种力量强、节奏快的感觉。

（三）拓展点穴手法

1. 头部推运法

头部推运时，令患者正坐，术者以两手按在患者两鬓部，可涂以介质，以两手拇指由患者的眉心交替上推至前发迹线，继延至眉棱骨上方，双向分推至两鬓旁，再经两耳上际达头部枕骨后风池穴处。可重复上述动作2～3次。再延发际正中线，两拇指侧面相叠中等力度按压，随压随移位置，直到百会穴处，往返压2～3次。以上推运方法对于头痛、头昏、失眠、气上逆、呕吐等症有效。

2. 振颤法

振颤法分为腹部振颤法，穴位振颤法，肩、膝关节振颤法等。

（1）腹部振颤法：用手掌按在患者的腹部，如中脘、神阙、气海穴等处。按于局部施术部位，通过腕关节带动做小幅度的振颤，此法有止痛作用。

（2）穴位振颤法：用食、中指点按于穴位上，重压穴位的深处，停按同时做摇振动作，对局部疼痛、风湿性关节痛，或肌肉酸痛，有止痛舒缓作用。

（3）肩、膝关节振颤法：用两掌心合按在肩关节，或膝关节的两侧，交叉叠按，两手可同时摇动振颤，以局部微热潮红为佳。此法具有温经止痛、活血之效。

3. 压穴法

压穴法是利用两手或一手的拇、食、中指，同时按压2～3个穴位。头部多用此法，在按压穴位时，指端可作揉压和振颤动作以加强刺激。

（1）前头痛压穴法：以两拇指压攒竹穴，两食指压头维穴，两中指压太阳穴或丝竹空穴，同时进行按揉，配合患者的呼吸调匀，可起到定眩止痛之功。

（2）偏头痛压穴法：以拇指压患侧太阳穴或丝竹空穴，食指压同侧头维穴，中指压率谷穴，配合患者的呼吸调匀及意守。

（3）后头痛压穴法：拇、食指齐压风池穴，进行掐揉，配合点按，可迅速止痛。

4. 切穴法

经穴或奇穴、阿是穴，都可使用切穴法。具体切法是用拇指或食指、中指等指甲缘，在穴位上切。切穴和压穴不同，一定要注意着力部位为甲缘。若用力过大，容易切破皮肤。治疗时宜隔着衣服、治疗巾切。切穴手法的轻重，应根据患者的自觉情况而定。此法，有止痛、醒神之效。如切十二井穴与水沟穴，对于急救及醒脑有良好的作用。

（四）点穴疗法的穴位和刺激线

点穴疗法的施术部位主要是经穴，还有某些刺激线。临床常用穴位包含针灸穴位，如百会、风池、大椎、内关、足三里、太阳、背俞穴、十二井穴等,阿是穴,耳穴,还有经验穴等。

临床上点穴疗法常用的刺激线有 16 条,列举如下。

1. 上肢刺激线 6 条

(1)第一条起于掌侧横纹桡侧端,沿前臂桡侧经肱桡肌隆起线,止于肘横纹桡侧端,相当于手太阴肺经循行线的部分。

(2)第二条起于腕横纹中点,沿前臂中线,经肘关节与肱二头肌,止于肩关节前方,相当于手厥阴心包经循行线的部分。

(3)第三条起于掌侧腕横纹尺侧端,沿前臂尺侧经肘止于腋前横纹头,相当于手少阴心经循行线的部分。

(4)第四条起于背侧腕横纹的尺侧端,沿前臂尺侧经肘内、上臂内侧止于腋后横纹头,相当于手太阳小肠经循行线的部分。

(5)第五条起于二、三、四、五掌指关节背侧,各自沿伸指总肌腱经腕背中点,沿前臂背侧中线到肘关节,相当于手少阳三焦经循行线的部分。

(6)第六条起于腕背横纹的桡侧端,沿前臂桡侧,经肘关节外侧,沿肱二、三头肌间隙止于肩峰,相当于手阳明大肠经循行线的部分。

2. 下肢刺激线 8 条

(1)第一条起于踝关节前面,沿胫前肌经髌骨外侧缘,止于髂前上棘下缘,相当于足阳明胃经循行线的部分。

(2)第二条起于足五趾跖趾关节背侧,沿各自伸趾肌腱经外踝关节,沿胫前肌外缘,膝关节外侧,股外侧止于髂前上棘后凹陷处,相当于足少阳胆经循行线的部分。

(3)第三条起于跟腱内侧,沿腓肠肌内侧经膝关节内侧,沿内侧股薄肌隆起线止于此肌之止点,相当于足少阴肾经循行线的部分。

(4)第四条起于内踝后凹陷处,沿胫骨与腓肠肌间隙,经膝关节内侧一条沿缝匠肌隆起线止于髂前上棘之下,另一条线沿内收肌隆起线,止于腹股沟,是足厥阴肝经和足太阴脾经循行线的部分。

(5)第五条起于跟腱止端,沿腓肠肌内侧隆起线,经腘横纹内侧头,半膜肌和股二头肌间隙,止于臀部坐骨结节,相当于足太阳膀胱经循行线的部分。

(6)第六条起于跟腱止端,沿腓肠肌中线,经腘窝、半腱肌、半膜肌和股二头肌间隙,止于坐骨结节,相当于足太阳膀胱经循行线的部分。

(7)第七条起于外踝,沿腓肠肌外侧隆起线至腘横纹外侧头,经股二头肌隆起线,过股骨粗隆上缘,止于髂后上棘。

(8)第八条起于外踝,沿腓骨长肌隆起线,抵腓骨小头前下方,过髌骨外缘经股外侧肌外缘,止于髂嵴中点,是足少阳胆经循行线的部分。

3. 背腰部刺激线 2 条

(1)第一条起于后发际处,沿脊柱两侧肩胛内侧向下,止于腰骶关节之两侧,相当于足太阳膀胱经循行背部的第一侧线部分。

(2)第二条起于胸椎旁,沿脊柱两侧肩胛中线向下,止于骶骨上缘,相当于足太阳膀胱经循行背部的第二侧线部分。

（五）点按手法应用

1. 头颈部治疗流程

点太阳穴、百会穴→按百会穴、太阳穴→掐水沟穴、承浆穴、百会穴→叩打头部→点叩头部→推运头部→压百会穴→压颈动脉、弹人迎穴→抓拿胸锁乳突肌→指压太阳、攒竹、率谷、风池、风府、完骨等穴位。

2. 躯干部治疗流程

点背俞穴→点天宗穴→点膻中穴→掐背俞穴→拍打脊背→叩打脊背→拿肩井→压放中脘→压放胸腹、腰背→左右平揉天枢穴→皮肤点打背俞、八髎诸穴→叩压脊背→捶打背俞穴→循压背部→振颤中脘、神阙、关元、命门、肾俞等穴→指压背俞穴→捏膈俞、肝俞、肾俞→压脊→抚背→腰部旋转摇法。

3. 四肢部治疗流程

点合谷、内关、曲池、环跳、足三里、太冲等穴→按压上臂、大腿→掐合谷、内关、太冲、委中等穴→拍打肩、臂、臀及大腿→叩打环跳穴、承山穴→振颤肩部、膝部、臀部→左右平揉内关、曲池、太冲、足三里、三阴交等穴→压放内关、曲池、足三里、委中等穴→点打足三里穴、内关穴→循按手三阴经、手三阳经、足三阴经、足三阳经→摩推内关穴、神门穴→摇运四肢→掐压承山、足三里、委中、合谷、内关等穴→抖振上肢、下肢→抖振指（趾）→切摇昆仑、太溪、解溪、大陵、阳池、腕骨等穴→掐内关、足三里、三阴交→拿揉下肢→按臀分髋→按压足背→正膝正足→扭转拉压腰腿。

（六）操作流程图（图 6-1）

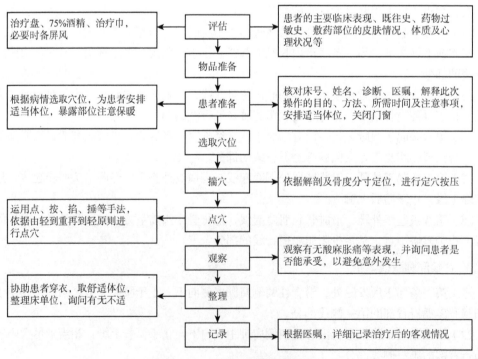

图 6-1　手指点穴操作流程图

六、优势和注意事项

（一）优势

（1）具有中医外治法简、便、验、廉等特点，手法操作简便，易学易用。

（2）主治证候广泛，疗效直接，痛症及经络病多可当场见效，是治疗多种疾病行之有效的方法，亦可配合针刺、刮痧等中医疗法。

（3）安全性高，实用性强，副作用少，患者易于接受。

（二）注意事项

（1）施术前应做出明确诊断，辨证、辨病，掌握病情，以制订点穴处方、取穴、选择刺激线计划。做到取穴有据，施术有方，以期收到良好效果。

（2）施术前，了解患者承受能力，向患者或家属说明操作目的、注意事项、疗程、治疗过程中可能出现的问题及预后等。

（3）施术时力量由轻到重，循序渐进，最后再以轻手法缓解结束。极度疲劳或醉酒时暂不予点穴治疗。

（4）手法轻重要适宜，重病轻治固属无效，而轻病重治亦非所宜。

（5）点穴治疗后局部常有酸、麻、痛、热、胀、抽动等感觉，以及皮肤红润，甚至皮下水肿、瘀血、全身出汗、发热等反应，多无须处理，可自行恢复。反应较重如出现头晕、恶心、面色苍白或休克时，立即停止操作，仰卧位静躺，予以通风，必要时可按压人中，快掐手指、足趾甲根，多可缓解。如因重刺激背部而出现呼吸困难或停止者，应立即停止操作，监测生命体征，可拍打肩、背、头部或按压腰眼，抓拿腰三角肌、腹壁肌。某些受术者术后疼痛症状加重，多因点按时刺激过大引起，一般3～7天即可消失，随之疾病症状亦可缓解。故操作前及时和详细的沟通必不可少，以避免不必要的麻烦。

（6）常规疾病治疗一般每日1次，反应重者隔日1次，病情轻者7天为1个疗程。可视患者具体情况进行评估，若不能耐受，可待缓解后继续治疗。若1～2个疗程结束后，仍未见明显好转，应及时进行进一步检查及治疗。

七、可能出现的异常情况和防治方法

（1）治疗时术中注意观察患者表现，及时沟通，如因患者体质较弱或医者手法过重，而出现头晕、恶心、面色苍白甚至晕厥等症，应及时处理，通常休息后可缓解，必要时进行按压人中，掐手指、足趾甲根后多能迅速恢复。

（2）若点穴胸背部时，患者自述呼吸困难，胸痛不能呼吸，需立即监测生命体征，必要时予以吸氧，并及时就医。

八、临床应用

（一）急性腰扭伤

急性腰扭伤是由于闪挫引起腰部软组织损伤，表现为伤后立即出现腰部疼痛拒按、活动受限、局部皮肤青紫肿胀，严重者不能俯仰，呈持续性剧痛，休息后可因局部皮下出血、血肿、组织水肿、神经压迫，腰痛更为严重。

主穴：脾俞、肝俞、肾俞、腰阳关、命门、昆仑、委中、阳陵泉。

操作：患者取俯卧位，于背部腧穴先进行轻力按揉，待患者适应后，于局部疼痛明显处进行中等力度肘部或手指点按，后可予以活络介质配合腰部振颤、拍打或擦法，至局部发热潮红为度。于委中穴进行中等力度点按、压按，操作 3～5 分钟，于昆仑、阳陵泉穴采取手指拿揉、点按手法，操作 5～10 分钟，每日 1 次，3～5 次为 1 个疗程，配合休息及外用药物涂擦可以起到显著疗效。

（二）幼儿久泻

幼儿久泻是指幼儿大便次数增多，病程超过 8 周，表现为大便次数多，粪质稀薄，甚者水样便的一种小儿常见病。2 岁以下的小儿发病率最高，一年之中以夏秋季发病率最高。中医病机多为脾胃虚弱或脾肾阳虚。

主穴：合谷、足三里、内庭、上巨虚、下巨虚、阴陵泉、脾俞、天枢、中脘。

操作：合谷、足三里、内庭三穴，进行中等力度按揉，左右两侧穴位均揉百余次，继以手指拍打各穴百余次。于上巨虚、下巨虚、阴陵泉、脾俞等穴进行中等力度按揉，每穴百余次，于天枢、中脘等腹部穴位采取振颤、摩腹等手法，5～10 分钟，每日 1 次，3～7 次为 1 个疗程，配合饮食清淡，适当运动，多能取得疗效。

（三）幼儿荨麻疹

幼儿荨麻疹多因先天禀赋不足或喂养不当导致，表现为皮肤散在或全身风团，多伴有皮肤瘙痒，皮损呈鲜红色或苍白色，风团的大小形态不一，可融合成片，易反复发作。

主穴：曲池、血海、合谷、足三里、膈俞、阳陵泉。

操作：于曲池、血海、合谷三穴以拇指或食指进行中等力度点揉，逆时针每穴 100 次，足三里、膈俞、阳陵泉进行中等力度点揉，顺时针每穴 100 次，每日治疗 1 次，3～5 天为 1 个疗程，配合饮食清淡，适当运动锻炼，多能取得疗效。

（四）牙痛

牙痛是多种齿龈疾病常见症状之一，其临床特点为牙龈肿胀、咀嚼疼痛、口渴口臭或遇冷热敏感甚至面颊部肿胀等。中医病机多由肾虚火炎、胃火炽盛、风热上攻等引起，依据疼痛部位归经又有大肠经、胃经等区别。

主穴：曲池、内庭、合谷、丰隆、孔最、然谷、太溪等。

操作：患者取坐位，辨证属胃火者取合谷、曲池、内庭等穴重刺激点按、掐按，操作 2～5 分钟。辨证属风热上攻者，取孔最、曲池、合谷、丰隆等穴重刺激点按、掐按，操作 2～5 分钟。辨证属肾虚火炎者，取合谷、然谷、太溪中等力度点按，操作 5～10 分钟。于上牙疼痛者重点按合谷，下牙疼痛者重点按内庭、曲池穴。每日 1 次，3 天为 1 个疗程，配合饮食控制，多能取得良好疗效。

九、治未病

（一）前列腺增生

前列腺增生是老年男性常见泌尿系疾病，主要表现为尿频、尿急、夜尿增多及急迫性尿失禁，严重者可出现尿潴留，严重影响正常生活。

主穴：三阴交、百会、通天、肩井、中脘、气海、关元、中极、天枢、足三里等。

操作：患者取仰卧位，点按两侧三阴交，点按时患者配合做提肛动作，操作3～5分钟；取上星、百会、肩井、曲池、内关、劳宫等穴位，手法采用点、按、揉、振颤等手法，患者配合意守百会，操作5～10分钟；取中脘、关元、气海、中极、足三里、天枢等穴，采取按揉、摩腹等手法，每次操作5～10分钟。患者取俯卧位，取穴为心俞、脾俞、肝俞、肾俞、腰阳关、命门、昆仑、委中等穴位。手法应用点、按、揉等手法，操作10～20分钟，每周3次，1个月为1个疗程。

（二）失眠

失眠是指睡眠过程中入睡困难、睡眠质量差和睡眠时间减少，甚至彻夜不眠，进而影响正常学习、生活，并可导致多种疾病发生。

主穴：三阴交、神门、内关、安眠、百会、大椎、心俞、足三里。

操作：患者取坐位或仰卧位，于百会、大椎等穴进行轻点手法，操作2～5分钟；于三阴交、神门、内关、安眠等穴进行中等力度按揉手法，每穴3～5分钟，配合静心凝神，每周3～5次，2周为1个疗程。

十、名家经验

曾奇毅等运用手指点穴加导引治疗失眠患者48例，治疗有效率高达96.7%，主穴取百会、四神聪、安眠、神门、内关、三阴交。随证配穴：虚火旺型加肾俞、太溪；肝郁化火型加肝俞、太冲；痰热内扰型加丰隆、足三里；心虚胆怯型加心俞、胆俞。点穴时则根据患者的症状进行补虚泻实的手法，即虚证用温和的手法顺经络方向按揉相关穴位，并有舒适感，频率为20～30次/分，每穴5分钟，15次为1个疗程；实证使用较大力度点按，患者点按部位有麻、酸、胀感，并逆经络方向传导，频率为20～30次/分，每穴2分钟则为泻法。配合导引术：患者临睡前散步1～2小时，速度以4～5千米/小时为宜，有疲劳感为佳，活动后温水洗浴。睡前宁心静气，闭目仰卧，意念自然。

十一、古籍摘要

《点穴术·点穴与气血篇》："若能开其门户，使气血复其流行，则经脉既舒，其病自除，治法当从其穴之前导之，或在对位之穴启之，使所闭之穴感受震激，渐渐开放，则所阻滞之气血，亦得缓缓通过其穴，以复其流行矣。"

《肘后备急方·救卒中恶方》："救卒死，或先病痛，或常居寝卧，奄忽而绝，皆是中死，救之方……令爪其病患人中，取醒。不者，卷其手灸下文头随年"，记载了用点穴方法来治疗急症，指的就是昏迷不省人事用中医点穴疗法中的掐法在人中处操作来急救。

《备急千金要方》："人有老少，身有长短，肤有肥瘦，皆须精思商量，准而折之，无得一概，致有差失。其尺寸之法，根据古者八寸为尺，仍取病者男左女右手中指上第一节为一寸。亦有长短不定者，即取手大拇指第一节横度为一寸，以意消息，巧拙在人。其言一夫者，以四指为一夫，又以肌肉纹理节解缝会宛陷之中，及以手按之，病者快然、如此仔细安详用心者，乃能得之耳。"

《针灸资生经·论壮数多少》："千金云凡宦游吴蜀，体上常须三两处灸之，切令疮暂瘥，则瘴疠温疟毒瓦斯不能着人也，故吴蜀多行灸法。有阿是之法，言人有病痛，即令捏其上，若里当其处，不问孔穴，即得便快成痛处，即云阿是。灸刺皆验，故曰：阿是穴也。"

《黄帝内经》："按之则热气至，热气至则痛止。"

十二、文献推介

华夏，庄潇君，张琰. 2019. 点穴推拿治疗摩洛哥腰椎间盘突出症患者的临床观察. 上海中医药杂志，（6）：61-62.

屈晓玉. 1997. 手法点穴治疗 124 例急性腰扭伤的临床体会. 按摩与导引，（3）：26-27.

王静，赵敏，张铭，等. 2015. 手指点穴对改善脑卒中患者上肢痉挛的效果观察. 中国实用神经疾病杂志，（15）：112-113.

王维臣，张吉亮. 2011. 点穴治疗卒中患者吞咽障碍 164 例疗效观察. 中国社区医师（医学专业），（29）：180.

殷尧生. 1996. 点穴麻醉整复上肢骨折脱位. 吉林中医药，（6）：14-15.

第七章 穴位注射疗法

一、定义

穴位注射又可称水针疗法，即将常规注射用药物在穴位处进行注射的操作。穴位注射集中医针刺作用及药物对局部穴位的持续组织刺激和药理作用于一体，可发挥更优的效果，达到中西医结合治疗疾病的目的。

二、历史沿革

穴位注射疗法，源于现代医学的"注射"治疗，得益于 20 世纪 50 年代初现代医学的传入，后为中医学所吸纳运用，随着中医药注射剂的开发，日趋完善，于 20 世纪 90 年代《穴位注射疗法临床大全》问世标志着穴位注射技术达到成熟，书中对过去 40 年临床应用穴位注射作了详细的回顾和总结，并使得操作更规范化和系统化，后在临床上广泛应用，逐渐形成了今天的穴位注射疗法。

三、基本原理

（一）中医原理

中医学的藏象经络、中药药性是穴位注射疗法的理论基础。传统脏腑经络理论，以五脏为中心，通过经络系统将六腑，向外将五体、官窍、四肢百骸等紧密连接成整体。当任一脏腑功能失调时，通过刺激所属及对应穴位，可以对脏腑起到调治纠偏的作用。穴位注射时，除了注射针对穴位的局部刺激作用，还有药物本身有治疗作用，以及将药物注射到穴位，对穴位周围组织形成更强烈而持久的刺激，从而激发穴位调动经气进行调节。

（二）现代医学科学原理

穴位注射产生的经络刺激及药液对全身的作用，可使身体各系统发生反应。

1. 神经系统

穴位注射过程触及穴位局部感受器或神经，神经电冲动沿神经传导通路传至中枢。中枢依照机体的功能状态，进行双向反馈，产生调节作用，以克服机体原来失衡的异常现象，由此达到治疗效果。

2. 内分泌系统

经穴位刺激效应，通过激活丘脑，调节下丘脑-垂体-肾上腺轴（the hypothalamic- pituitary-adrenal axis，HPA），释放肾上腺皮质激素，加强肾上腺皮质功能，使血液中组胺和糖皮质激素含量升高，并使肾上腺的胆固醇和抗坏血酸含量减少等，以达到局部镇痛及减轻全身炎症反应的目的。

3. 血液系统

大量临床研究及动物实验研究表明，经穴位注射产生调节血液成分作用，作用于全血细胞如红细胞、白细胞、血小板等，血糖、血钙、血钾等血液中各种成分，以及胆固醇、乳酸、组胺等代谢产物，这种调节有利于改善机体内环境失衡，减轻炎症因子刺激，改善机体病理状态。

4. 免疫系统

经穴位和药物双重刺激能有效增强体质，预防疾病。临床上，穴位注射可调节机体免疫功能，使免疫指标如血清蛋白电泳、免疫球蛋白含量、血清总补体含量、炎症因子、肿瘤坏死因子等含量明显改变，直接对全身的变态免疫反应产生作用，并可增强机体免疫力。

四、适应证和禁忌证

（一）适应证

穴位注射疗法的适应证相当广泛，可治疗功能性疾病及器质性疾病。可应用于中医临床内科、外科、妇科、儿科、骨科、皮肤科等各科疾病的治疗，也可用于手术麻醉、术后镇痛、手术并发症的防治。穴位注射疗法常用于局部软组织损伤、落枕、颈椎病、膝骨关节炎、腰椎间盘突出症、第三腰椎横突综合征、肩周炎、网球肘、小关节扭伤、皮肤病、哮喘等。

（二）禁忌证

（1）对注射药物过敏者。
（2）晕针、肢体严重浮肿者，严禁将药物直接注入血管内。
（3）不宜予妊娠妇女下腹部、腰骶部腧穴、四关穴及能引起子宫收缩的穴位注射。
（4）不宜用于婴幼儿，糖尿病、凝血功能障碍者。
（5）不宜予过饥过饱、疲劳状态、有晕血或晕针史的患者进行穴位注射。
（6）穴位局部感染或较严重的感染性皮肤病尽可能改用其他部位的穴位。

五、操作规范

1. 常用药物

（1）维生素 B_1 注射液
功能：维生素 B_1 具有维持神经及消化系统的正常功能，促进碳水化合物代谢的作用。临床常用于治疗维生素 B_1 缺乏所引起的脚气病或韦尼克脑病，亦可用于辅助治疗维生素 B_1 缺乏引起的周围神经炎、消化不良等。
用量：以每穴 50～100mg 为宜，可每日 1 次。
（2）维生素 B_6 注射液
功能：维生素 B_6 可促进氨基酸的吸收和人体蛋白质的合成。用于：①维生素 B_6 缺乏的预防和治疗，防治结核病治疗时异烟肼中毒；也可用于妊娠、放化疗所致的呕吐，以及脂溢性皮炎等。②全肠外营养、慢性营养不良、恶病质患者可运用维生素 B_6 进行补充。③甲状腺功能亢进症所致皮肤瘙痒、长期慢性感染、周围神经病变、先天性代谢障碍、肾衰竭、肿瘤治疗后神经毒症、慢性腹泻、肠炎、胃切除术后。

用量：每次 1～2ml。可与维生素 B_1 同用。

（3）维生素 B_{12} 注射液

功能：维生素 B_{12} 与叶酸共同参与核蛋白的合成、甲基的转换进而影响造血，以及参与神经髓鞘脂蛋白的合成及保持功能完整性。临床用于巨幼细胞贫血、营养不良、周围神经炎的辅助治疗，常与维生素 B_1、维生素 B_6 组合使用。

用量：每次 200μg，每穴注入 50μg。

（4）维 D_2 果糖酸钙注射液（维丁胶性钙）

功能：维生素 D_2 参与机体钙、磷代谢，能促进肠道吸收钙、磷，使血中钙、磷浓度升高，有利于骨骼的形成，促进骨基质钙化，并因钙离子增加而改善机体敏感。用于治疗佝偻病、老年人骨质疏松、荨麻疹、过敏性皮炎等。

用量：每次每穴 1ml。

（5）喘可治注射液

功能：具有温补肾阳、补肾纳气、平喘止咳功效，同时有抗过敏、增强体液免疫等作用。适用于改善支气管哮喘、咳嗽变异性哮喘、过敏性肺炎、喘息型支气管炎、阻塞性肺气肿等，以缓解喘息症状。

用量：每次 4ml，每穴 1ml，隔日 1 次。

（6）盐酸苯海拉明注射液

功能：为乙醇胺类 H_1 受体拮抗剂，具有短效的抗组胺效应，有局麻、镇吐和抗 M 胆碱样作用。临床用于治疗过敏性疾病（荨麻疹、湿疹、药物过敏）、晕船、晕车、恶心、呕吐等。

用量：每次 2ml，每穴注入 0.5～1ml，每日 1 次。

（7）丹参注射液

功能：本品为中药丹参的有效成分，具有活血化瘀、通脉养心功效。常用于治疗局部疼痛、下肢静脉血栓、冠心病胸闷、血瘀疼痛。

用量：每次 2ml，每日 1 次。

（8）参附注射液

功能：本品为人参、附子的有效提取物，具有益气强心、回阳救逆的功效。常用于治疗阳气虚弱证，如寒性腹痛、下肢痹痛、心悸等。

用量：每次 20ml，每穴 5ml，每日 1 次。

（9）地塞米松

功能：本品为长效糖皮质激素，具有较好的抗炎、抗过敏作用。常用于治疗过敏性皮炎、自身免疫病、哮喘、局部风团等。

用量：生理盐水 50ml 加地塞米松 5mg，穴位注射 3～5ml，每日 1 次。

（10）灯盏细辛注射液

功能：具有扩张血管，对抗脑垂体后叶素所致心肌缺血、缺氧等作用。能活血通络止痛，祛风散寒，用于治疗瘀血阻滞，肢体痹痛、中风偏瘫、胸痹心痛等。

用量：每穴 0.5～1.0ml，总量 6～10ml。

（11）黄芪注射液

功能：本品为黄芪的有效成分，具有健脾益气、扶正祛邪功效。常用于治疗免疫力低下，以及心气虚损、血脉瘀阻之病毒性心肌炎、反复感冒、过敏性疾患。

用量：每次 1～2ml，每日 1 次。

2. 注射器及针头的选用

依据卫生要求使用一次性注射器，根据注射量与针刺的深度选择不同规格的注射器。常用的注射器有 1ml、2ml、5ml、10ml。四肢末端穴位、面部穴位、眼区穴位使用 1ml 或 2ml 注射器。背部穴位使用 2ml 或 5ml 注射器。四肢肌肉丰厚处穴位使用 5ml 注射器。环跳、秩边等深度大的穴位，使用 10ml 注射器。常用针头为 4～6 号普通注射针头。

3. 用物准备

准备治疗盘、酒精/聚维酮碘、棉签、弯盘、注射药物、胶布、纱布、一次性注射器等。

4. 操作程序

（1）配药方法

1）术者依据卫生要求戴好口罩、帽子，用手消毒液七步洗手法清洗双手。依据医嘱核对患者姓名、性别、年龄，检查药品名、药物浓度、剂量、生产日期等。

2）再次核对药物，使用相应规格注射器抽吸药液，盖上注射器帽排出注射器中多余的空气。

（2）消毒：用无菌棉签蘸取安尔碘或酒精，在患者穴位注射区域按无菌原则由中心向外消毒直径为 5cm 的区域，消毒 2 次，不留空隙。

（3）注射方法：左手按压选定的穴位，确定患者有酸、麻感，右手持注射器，针头垂直于注射皮肤，用快速无痛进针法将针刺入皮下，然后如针灸操作缓慢推进或上下提插，当穴位出现酸、麻、胀等"得气"感后，回抽注射器，检验是否回血，无回血即可将一定量药物推入。急性病、体强者可用强刺激注射方法，快速将药液推入，以患者酸、胀感可耐受为度；慢性病、体弱者用轻刺激注射方法，将药液缓慢轻轻推入，注射一定量即可；如需注入较多药液或增加局部经穴刺激强度时，可将注射针由深部逐步提出到浅层，依旧回抽无回血，边退出边推药，或将注射针头退至皮下更换方向后继续注射药液。

（4）各种针下感觉的处理

1）如患者感觉穴位麻木持续、强烈的触电及放射感，表示刺中神经，此时术者应退针少许，或适当改变针刺角度，以患者强烈麻木、触电感消失为宜。

2）如术者进针感觉明显落空感，表示针尖深度过深，进入空腔之中，此处上下常是注射药物治疗的重点部位，当在胸背区域穴位注射时，落空感提示刺入胸腹腔中，下面可能有重要的脏器，此时可先退针少许，不要立即出针，缓慢回抽，观察是否有异样，如有肠壁组织多可自行回缩，稍待半分钟再缓慢出针，并立即观察患者病情。如术者感觉弹性阻抗感，表示刺中肌腱、筋膜层、韧带，此时不宜用蛮力，而应改变方向。如术者感觉质地坚硬，表示刺中骨膜，如非治疗目的，应避免骨膜局部注射。如术者感觉针身有搏动感，表示针尖位于动脉附近，回抽有血时表示刺中血管，应退针按压片刻，后调整进针，切勿继续推注药液。

（5）注射角度与深度：根据穴位所在部位与病变深度、药量的不同要求，决定针刺角度及深度，即使同一穴位不同病证可从不同的角度刺入。也可按病情需要决定注射深浅度，如腰大肌劳损、肩周炎多在深部，注射时宜适当深刺，以局部酸、麻明显为宜；三叉神经痛、面瘫等于面部浅触多有触痛点，在皮内注射即可。

（6）药物剂量：穴位注射的用药剂量取决于注射部位及药物的性质、浓度和术者经验。头面部和四肢末端等处用药量较小，每个穴位药量多在 0.1～0.5ml，四肢近端及腰背部肌肉丰厚处用药量可较大，每个穴位注入药量为 1～5ml。

中成药注射液的常用量为每穴 1～5ml，刺激性较大的药物（如维生素）及特异性药物（如抗生素、激素）一般用量宜小，或使用低浓度药液，每次用量多为常规静脉用量的 1/10～1/3。当使用如葡萄糖、生理盐水等刺激性较小的药物时，用量较大者可达每穴 10～20ml，如腰背软组织劳损时，局部穴位注射葡萄糖液 10ml 以上。

（7）疗程：依据药物及患者耐受情况，选择每日或间隔注射，穴位肿胀瘀青、反应强烈者可隔 2～3 日一次，穴位可左右交替使用。根据病情及患者恢复情况确定疗程，一般 7～10 次为 1 个疗程，疗程之间宜间隔 7～10 天。

（8）操作流程图（图 7-1）

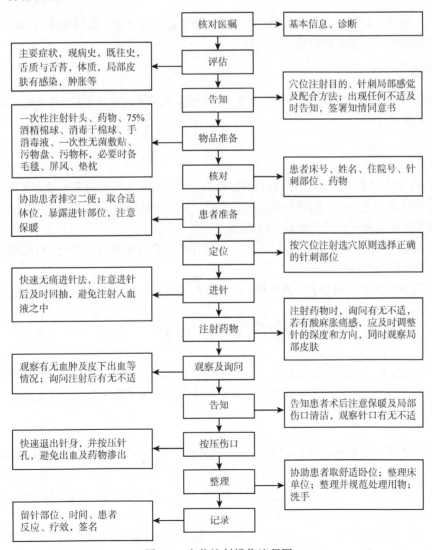

图 7-1　穴位注射操作流程图

六、优势和注意事项

(一)优势

穴位注射具有传统针刺操作的优势特点:微痛,安全,高效,廉验。

1. 微痛

穴位注射操作上相较于传统针刺末梢神经产生的疼痛稍重,但多能耐受。

2. 安全

穴位注射虽以注射器操作,但熟练操作及保持回抽避免注射入血管中,发生风险概率极小,临床安全性较高。

3. 高效

穴位注射通过局部的神经网络及药物持续刺激作用,对于脏腑经络的调节作用多能取得持续且良好疗效,对于多种病症疗效显著。

4. 廉验

穴位注射多能在注射后48小时内获得一定疗效,大多不需每日注射,且所用药物较为普遍常见,价格适中。

(二)注意事项

(1)在治疗过程中,应随时观察患者的反应,及时询问患者是否有不适,若有不适,应及时进行调整或停止操作;同时注意进针后及时回抽,未见回血方可注药,以防止发生意外事故,操作时注意避风保暖及绝对无菌观念。

(2)避免过饥、过饱、剧烈运动后操作,操作前嘱患者保持肌肉放松、自然呼吸,同时详细询问患者药物过敏情况。

(3)操作后注意嘱咐患者留观片刻,叮嘱患者48小时内出现轻微局部胀痛属正常情况。

七、可能出现的异常情况和防治方法

穴位注射疗法正确操作是比较安全的,但如术者操作不慎或对解剖结构不了解,患者未能配合,导致施术不当,在临床上也可能出现一些不良反应或意外事故,常见的如下。

1. 晕针

当患者年老久病或体弱,过饥过饱,或疲劳操作,或术者刺激手法过重、注射速度过快,或药量过大、药物过敏可致患者发生晕针。患者表现为突然面色苍白、大汗淋漓、头晕、恶心、呕吐、呼吸急促、心慌、濒死感、四肢冰冷、血压下降等症状,重症者可出现昏迷、不省人事。术者应立即停止注射,拔出注射器,让患者恢复体位,注意保暖。轻症者一般休息数分钟,予以饮糖水或温开水后即可恢复正常。重症者在上述处理基础上,可予以吸氧,头低脚高位,监测生命体征,同时掐人中、内关等多可恢复正常。若仍不省人事,应立即配合其他方法进行急救处理。

对初次接受穴位注射治疗的患者或精神过度紧张的患者,术者应事前充分做好解析工作,消除其顾虑, 征得患者配合同意。尽量让患者在接受治疗时取仰卧位。选穴宜少, 开始时刺激要轻, 注射剂量宜小, 推注要缓慢, 逐渐增加剂量。若患者饥饿或疲劳, 应让其先进食、休息、饮水后再进行治疗。

2. 血肿

血肿是临床上穴位注射比较常见的后遗症,是指注射部位皮下组织出血引起的瘀青肿痛。血肿是因注射针头刺入血管, 或进出针使毛细血管受损或刺伤血管所致。多表现为局部出现肿胀疼痛, 继而皮色青紫。如局部小块青紫肿胀, 可予以万花油外敷, 一般不需特别处理也可自行消退。若患者局部青紫肿胀比较剧烈, 青紫面积较大, 可在 24 小时内冷敷加压止血, 待出血停止后做局部热敷或局部按摩以促进瘀血消散。

3. 周围神经损伤

周围神经损伤是穴位注射引发的较为严重且较为常见的意外事故,是指在注射或进针的过程中损伤了外周神经干, 引起神经损伤或萎缩, 引起神经所支配的肌肉或功能丧失。穴位注射导致的周围神经损伤有以下特点:①经穴多位于神经干通过的区域, 如内关、环跳、外关、三阴交等。②注射用药物具有浓度高、用量大、刺激性强的特点, 注射针头多较粗大、进针深度深、过度的提插等操作。③常损伤的神经涉及四肢, 以桡神经、正中神经、坐骨神经多见。

防治措施:为防止周围神经损伤的发生, 术者应熟悉穴位局部解剖知识, 进针时不可一次性进针过深, 过度追求得气, 在神经干附近的穴位注射时, 应选用刺激小的药物, 剂量宜小, 推注速度宜慢。若术者进针小心、注射操作得当, 意外是完全可以避免的。同时操作过程中及时询问患者感受, 如触及神经干, 患者可见剧烈的触电感、剧痛。若处理不及时或损伤严重, 日久在神经支配的部位可有麻木感、肌肉萎缩、活动无力等症状。当针刺及神经干时, 出现明显的放射感, 应立即停止推注, 将针拔出, 并及时使用神经营养剂。若出现神经损伤, 治疗应尽早, 务必在损伤 3 周内进行。早期治疗的关键在于早期改善局部血液循环, 防止粘连及瘢痕形成, 给予神经营养药物促进神经恢复。损伤后期治疗主要是促进神经的再生及肢体功能的恢复, 可采取康复、推拿、功能锻炼等, 一般轻度损伤经上述处理后多可恢复, 若损伤严重需及时采取综合方法诊疗, 避免肢体功能丧失。

八、临床应用

(一)感冒

感冒是以鼻塞、流涕、咽痛、头痛、恶寒、发热等全身不适为主症的肺系病证,是最常见的外感病之一, 四时皆可发病, 以冬春季节多见。本病相当于西医学的普通感冒、急性上呼吸道感染。

取穴:尺泽、肺俞、内关。

用药:柴胡注射液 2ml。

器具制备：一次性 5ml 注射器 1 支。

操作规程：抽取药液摇匀，穴位局部皮肤用聚维酮碘或酒精常规消毒，采用无痛手法刺入穴位至有酸、胀感，将药液缓慢注入穴位 0.5ml，每日 1 次，3 次为 1 个疗程。

（二）咳嗽

咳嗽是以发出咳声或伴有咯痰为主要症状的一种肺系病证。既是独立性的证候，又是肺系疾病的一个症状。本病多因外邪致肺失宣降，本病相当于西医学的急、慢性支气管炎，上呼吸道感染等。

取穴：肺俞、定喘、丰隆。

用药：鱼腥草注射液、喜炎平注射液。

器具制备：一次性 5ml 注射器 1 支。

操作规程：抽取药液摇匀，穴位局部皮肤用聚维酮碘或酒精常规消毒，采用无痛手法刺入穴位至有酸、胀感，每穴分别注入 1ml，每日 1 次，5 次为 1 个疗程。

（三）哮病

哮病是以喉中哮鸣有声，呼吸困难，甚至喘息不能平卧为主症的反复发作性肺系疾病，依据病情缓急分为发作期和缓解期，本病多属本虚标实之证。本病相当于西医学的支气管哮喘、喘息性支气管炎。

1. 发作期

取穴：肺俞、定喘、风门、丰隆。

用药：曲安奈德注射剂、喘可治。

器具制备：一次性 5ml 注射器 1 支。

操作规程：抽取药液摇匀，穴位局部皮肤用聚维酮碘或酒精常规消毒，采用无痛手法刺入穴位至有酸、胀感，每穴分别注入 1ml，每日 1 次，3 次为 1 个疗程。

注意事项：有高血压、心脏病、糖尿病、骨质疏松症、青光眼、肝肾功能不全等的患者视病情慎用乃至禁用。曲安奈德在使用前应充分摇匀，使药液呈一均匀悬浮液。

2. 缓解期

取穴：肺俞、脾俞、肾俞、足三里。

用药：胎盘多肽注射液或黄芪注射液。

器具制备：一次性 5ml 注射器 1 支。

操作规程：抽取上液 4ml，穴位局部皮肤常规严格消毒，直视下采用无痛手法刺入穴位，至有酸、胀感时回抽无血即将药液缓慢注入。上四穴每次操作取单侧，左右交替进行，每穴分别注入 1ml，每周 1 次，3 次为 1 个疗程。

（四）鼻鼽、鼽嚏

鼻鼽、鼽嚏以突然和反复发作的鼻痒、打喷嚏、流清涕、鼻塞等为主要特征。中医学认为本病多为阳气虚弱，风邪为患。本病常见于西医学的急、慢性鼻炎，过敏性鼻炎，现代医学认为本病多与自身免疫相关。

取穴：风池为主穴，肺俞、肾俞、脾俞为配穴。

用药：急性期使用地塞米松注射液，缓解期使用黄芪注射液。

器具制备：一次性 5ml 注射器 1 支。

操作规程：抽取上液 5ml，穴位局部皮肤常规严格消毒，直视下采用无痛手法刺入穴位，风池穴以针尖向鼻尖方向，减少不必要的提插刺激，其余穴位以有酸、胀感时，回抽无血即将药液缓慢注入。上四穴每次取单侧，左右交替进行，每穴分别注入 1ml，每周 1 次，3 次为 1 个疗程。

注意事项：风池穴进针时针尖方向向鼻尖，避免深刺。

（五）落枕

落枕又称"失枕"，是以急性颈项肌肉痉挛、疼痛、僵硬、板滞和颈部运动障碍为主要表现的肢体经络疾病。多见于睡眠姿势不良及卧时感受风寒湿邪所致。本病相当于西医学的颈部软组织扭伤。

取穴：颈百劳穴、颈部阿是穴。

用药：维生素 B_1 注射液 2ml（规格 2ml：100mg）。

器具制备：一次性 2ml 注射器 1 支。

操作规程：颈百劳穴、颈部阿是穴局部皮肤用聚维酮碘或酒精常规严格消毒，取一次性 2ml 注射器，抽取维生素 B_1 注射液 2ml，采用无痛手法刺入，至有酸、胀感时回抽无血即将药液缓慢注入。每穴注入药量 1ml，每日 1 次，一般注射 2～5 次可缓解症状。

（六）腰痛

腰痛又称"腰脊痛"，多因外感、挫闪、劳伤等导致腰部气血运行不畅，或失于濡养，引起腰脊或脊旁疼痛，活动受限为主要症状的一种肢体经络病证。本病多因气血内伤又兼劳逸失度所致。本病相当于西医学的腰部软组织损伤、第三腰椎横突综合征、椎间盘病变、坐骨神经病变等。

1. 外感腰痛

取穴：主穴取肾俞、三焦俞、委中。配穴：寒湿腰痛配脾俞、阴陵泉；湿热腰痛配丰隆、阴陵泉；瘀血腰痛配血海、膈俞。

用药：灯盏细辛注射液或丹参注射液，急性期可使用地塞米松注射液。

器具制备：一次性 5ml 注射器 1 支。

操作规程：抽取药液充分摇匀。局部皮肤用聚维酮碘或酒精常规严格消毒，采用快速无痛手法进针，至有酸、胀感时，回抽无回血，即将药液注入。每穴注入药量 1～2ml，每日或隔日 1 次，7 次为 1 个疗程。

2. 内伤腰痛

取穴：关元、肾俞、委中、阳陵泉。

用药：黄芪注射液 5ml、当归注射液 5ml 交替。

器具制备：一次性 5ml 注射器 1 支。

操作规程：关元、肾俞、委中、阳陵泉（取单侧，左右交叉），局部皮肤用聚维酮碘或酒精常规严格消毒，取一次性 5ml 注射器抽取黄芪注射液或当归注射液 5ml，采用无痛手法刺入，至有酸、胀感时回抽无血即将药液缓慢注入。关元、肾俞注射 1.5ml，委中、阳陵泉注射 1ml，隔日 1 次，共治疗 30 天。

注意事项：急性腰痛应注意休息，减少不必要的腰部运动，避免腰部扭挫伤、旋转暴力等。对于腰椎间盘突出症引起的腰痛可配合针灸、推拿、牵引等疗法。急性期疼痛缓解后应加强腰部肌肉锻炼和康复理疗，强大的肌肉可以提供有效保护。

（七）痹证

痹证是以局部经络气血痹阻不通出现疼痛、麻木为主症的疾病。多由于风、寒、湿、热等外邪合而为患侵袭人体，闭阻经络所致。本病相当于西医学的类风湿关节炎、腰椎间盘突出症、风湿性关节炎、肩周炎、坐骨神经痛、梨状肌综合征等。

取穴：上肢以外关、手三里为主穴，加曲池、肩三穴；下肢以阳陵泉、委中为主穴，加阳陵泉、血海；腰背以肾俞、三焦俞、八髎为主。

用药：急性期以利多卡因注射液、曲安奈德注射液止痛为主，缓解期以灯盏细辛注射液为主。

器具制备：一次性 5ml 注射器 1 支。

操作规程：取一次性 5ml 注射器，抽取上述药液摇匀，穴位局部皮肤用聚维酮碘或酒精常规消毒，快速无痛破皮进针法，至有酸、胀感，针管回抽无出血时即将药液缓慢注入。每次每穴注入 0.5～1ml，每日 1 次，7 次为 1 个疗程。

（八）慢性疲劳综合征

慢性疲劳综合征是以持续或反复发作的严重疲劳为主要特征的症候群，持续时间超过 6 个月，常见症状为低热、头痛、喉咙痛、肌肉关节疼痛、记忆力减退、睡眠紊乱及抑郁等，是亚健康状态的一种特殊表现。本病多属于中医学气虚证。

取穴：双足三里、气海、脾俞、肾俞。

用药：黄芪注射液、参附注射液。

器具制备：一次性 5ml 注射器 1 支。

操作规程：取一次性 5ml 注射器，抽取上述药液摇匀，穴位局部皮肤用聚维酮碘或酒精常规消毒，快速无痛破皮进针法，至有酸、胀感，针管回抽无血时，即将药液缓慢注入。每次每穴注入 1～2ml，每日 1 次，7 次为 1 个疗程。

（九）神经衰弱

神经衰弱是由于大脑皮质功能失调所致的功能性疾病，主诉多为疲倦、头痛、头晕、乏力、健忘、失眠、多梦、思想不集中、情绪不稳、烦躁、焦虑、胃纳减退等，体格检查多无明显阳性体征，实验室结果亦无特殊。本病多属于中医学神劳，由忧愁思虑伤及心神所致。

取穴：足三里、气海、脾俞、心俞、肝俞、关元、肾俞。

用药：黄芪注射液、胎盘多肽注射液。

器具制备：一次性 5ml 注射器 1 支。

操作规程：取一次性 5ml 注射器，抽取上述药液摇匀，穴位局部皮肤用聚维酮碘或酒精常规消毒，快速无痛破皮进针法，至有酸、胀感，针管回抽无血时，即将药液缓慢注入。每次每穴注入 1～2ml，每日 1 次，5 次为 1 个疗程。

九、名家经验

王樟连教授认为穴位注射应体现中医辨证原则及补泻操作。在补泻操作上，强调运用迎随补泻、提插补泻、注射推药速度快慢的补泻等方法。在穴位注射治疗过程中，随经络走向进针，进入皮下后，在穴位浅层得气，再向深层边进针边缓慢推注药液，此为补法。穴位注射迎经络走向进针，进入穴位深层得气后，较快地推注药液，同时出针，此为泻法。另外，根据中医辨证，实证者在选用注射药物及选穴上多选择以泻实作用为主的药物及经穴，虚证者则选择以补益作用为主的药物及经穴。

滕松茂教授选夏至、冬至节气用穴位注射法治疗缓解期哮喘，药用核酪注射液注射足三里、尺泽，交替注射。每次选 1 个穴位，双侧注射，隔日 1 次，每穴 2ml，每次 4ml，各进行 1 个疗程共 10 次的穴位注射。滕松茂认为哮喘缓解期证属本虚，应采用扶正固本法。足三里为足阳明胃经合穴，具有健脾益气之功。尺泽为手太阴肺经合穴，可补益肺气。核酪注射液可提高人体免疫力，从而控制气道炎症，降低气道高反应性，根据经络理论，结合药理作用原理，使正气存内，邪不可干，从而达到缓解与根治哮喘的目的。

十、文献推介

陈加云，黄应杰. 2017. 电针结合灯盏细辛注射液穴位注射治疗腰椎间盘突出症的疗效观察. 中医临床研究，9（14）：99-101.

郭义，刘阳阳. 2013. 穴位注射疗法. 北京：中国中医药出版社.

国家中医药管理局《中华本草》编委会. 1999. 中华本草. 第 2 册. 上海：上海科学技术出版社.

李慧英. 2001. 穴位注射疗法. 北京：中国中医药出版社.

李建萍，滕松茂. 2008. 滕松茂穴位注射临床经验. 针灸临床杂志，（6）：37-38.

马飞，滕金艳，潘红玲. 2019. 穴位注射治疗变应性鼻炎临床选穴规律的研究. 中国针灸学会. 新时代 新思维 新跨越 新发展——2019 中国针灸学会年会暨 40 周年回顾论文集，武汉，1167-1170.

马振宇，王芸. 王樟连. 2010. 应用穴位注射的临床经验. 浙江中西医结合杂志，20（3）：150-152.

韦麟，潘炳堂，甘荣军. 2005. 穴位注射疗法的临床应用近况. 中医外治杂志，（4）：39-42.

第八章　穴位贴敷疗法

一、定义

穴位贴敷疗法是以中药学及经络学说为理论基础，通过将药物细末，与赋形剂（水、蛋清、蜂蜜、酒、醋、植物油、药液，或脂膏、黄醋、米饭、枣泥）混合制成软膏、丸剂或饼剂，或将中药汤剂熬成膏，或将药末撒于膏药上，再贴敷于穴位或局部，以刺激穴位达到防治疾病目的的一种中医特色疗法。是中医外治法的重要组成部分，是在长期探索实践中得出的一套独特的、确有疗效的治疗方法，有着悠久的使用历史。

二、历史沿革

原始人类在劳作及与疾病斗争中逐渐发现某些植物的叶、茎、根等外敷能减轻患处疼痛和止血，甚至有效促进伤口愈合，进而形成了中药贴敷的雏形。现存最早的医学专著《五十二病方》中就有"蚖……以蓟印其中颠"的记载，即以芥子泥敷于巅顶，用于治疗毒蛇咬伤。《灵枢·经脉》所记载的马膏膏方被誉为膏药之祖，书中记载"足阳明之筋……颊筋有寒，则急引颊移口，有热则筋弛纵缓不胜收，故僻，治之以马膏，膏其急者，以白酒和桂，以涂其缓者"。东汉张仲景《伤寒杂病论》中详细记录了多个贴敷药方，如五养膏、玉泉膏等。至晋唐时期，穴位贴敷疗法已经得到广泛临床应用。葛洪《肘后备急方》中收录了大量的外用膏药，如续断膏、通声膏、雄黄膏、五毒神膏等。孙思邈的《备急千金要方》中大量记载了流传于唐以前的各类外用膏方，并将其用于预防疾病。宋明时期，中医外治法不断发展和创新，丰富了穴位贴敷疗法的内容。清代，贴敷疗法渐趋成熟，《急救广生集》《理瀹骈文》等著名中药外治专著问世。新中国成立以来，国家加大了对历代文献的考证、研究和整理，在原有基础上，不断创新，将穴位贴敷疗法应用于治疗肺结核、肝硬化、冠心病、高血压、传染病及其他疑难病种。近年来，随着自然疗法的推崇和逐渐兴起的中医药热潮，穴位贴敷以简便廉验、普适性广的优点获得人们的关注。

三、基本原理

穴位贴敷疗法是中医针灸治疗和中药药物疗法的结合，是一种融经穴刺激、药物治疗为一体的复合性治疗。

（一）中医原理

中医脏腑经络理论认为，经络是人体营卫气血循环运行的通道，其"内属于脏腑，外络于肢节，沟通表里，贯穿上下"，将人体各部分紧密结合起来。而其中的穴位则是经气交汇聚集点，是"肺气所发"和"神气游行出入"的场所。穴位通过经络与脏腑相连，既可反映各脏腑生理或病理状况，又为治疗脏腑疾病的有效靶点。有诸内必形诸外，当各种病邪侵袭人体，脏腑功能受到影响时，其外在经络气血运行不畅，在经络循行部位（特别是脏腑所属腧穴部位）可以出现麻木、疼痛、红肿、结节或感觉敏感区等异常情况，此时运用穴位贴敷，刺激腧穴及其相应的皮部，通过经络及肌腠的吸收传导，进而纠正内在脏腑气血阴阳。故穴位贴敷可以达到"以通郁闭之气……以散瘀结之肿"之功，改善脏腑经络气血的运行，对五脏六腑的生理功能和病理状态，产生良好的双向调整作用，使阴阳平和。

（二）现代医学科学原理

现代研究证明，皮肤具有大量的毛细血管网及空隙，中药可以从皮肤吸收。经穴皮肤吸收药物的主要途径如下。

1. 水合作用

致密的皮肤角质层是影响药物吸收的主要屏障，但当其含水量及相对温度发生变化时，可发生结构上的改变。通过中药外敷局部形成温湿较高的密闭环境，使皮肤角质层含水量从5%～15%上升到50%，皮肤水化后引起角质层细胞膨胀成多孔状态而易于药物穿透。

2. 透皮吸收作用

皮肤的毛细血管网丰富，通过适当的温度及药物刺激，可以使局部血流加速，毛细血管扩张，分子的运动加快，药物通过转运（包括细胞内扩散和细胞间质扩散）和血液循环转运而被吸收。

3. 表面活性剂作用

表皮细胞中的脂质成分具有亲脂性，当贴敷药物中含有脂溶性成分或油脂类赋形剂时，可促进表皮类脂膜对药物的透过率。

4. 芳香性药物的促进作用

贴敷药物中芳香类居多，其中多含挥发性醛、酮、醇、酚类物质，具有较强的穿透性和走窜性，可使药物透皮能力显著提高。

四、适应证和禁忌证

（一）适应证

穴位贴敷疗法的适应证相当广泛，可治疗功能性疾病及器质性疾病。可应用于中医内科、外科、妇科、儿科、骨伤科等各科疾病的治疗。

（1）消化系统疾病：功能性胃肠病（功能性消化不良、肠易激综合征、功能性便秘）、急慢性肠胃炎、慢性肝功能损害、慢性胆囊炎、不完全性肠梗阻等。

（2）呼吸系统疾病：慢性阻塞性肺疾病、过敏性鼻炎、支气管哮喘等。

（3）循环系统疾病：高血压、心律失常、冠心病等。

（4）代谢疾病和营养疾病：痛风、高脂血症、甲状腺功能亢进症等。

（5）五官科疾病：慢性鼻炎、鼻窦炎、咽炎等。

（6）妇科疾病：月经失调、痛经、慢性盆腔炎、附件炎等。

（7）儿科疾病：婴幼儿消化不良、肠系膜淋巴结肿大、小儿厌食症、腮腺炎等。

（8）骨伤科疾病：颈肩腰腿痛、肌肉劳损、膝骨关节病等。

（9）皮肤科疾病：疖肿、痈疽、湿疹、脂肪瘤、痤疮等。

（二）禁忌证

（1）颜面部、婴幼儿慎用有强刺激性的药物贴敷。避免药物误吸、误食及掉入耳、鼻、眼内。

（2）孕产妇腰骶部。多数外敷药物可能对孕产妇存在不良反应。

（3）对于发疱药物，糖尿病、免疫功能缺陷、神经性皮炎患者应慎用或禁用。

（4）严重皮肤创伤，如皮肤大面积感染、烧烫伤及皮肤剥脱性皮炎患者禁用。

（5）对药物或赋形剂、胶布过敏者不宜贴敷。

五、操作规范

（一）操作方法

1. 选药

（1）主药的选用：贴敷药物的性味、功效、用量及赋形剂选用，是影响贴敷疗效的重要因素。贴敷药物常选择气味浓厚和芳香走窜的药物为主体。以及配用辛窜开窍、通经活络的药品，如冰片、麝香、公丁香、花椒、薄荷、檀香、胡椒及姜、蒜、酒之类，以开结通窍，引药直达病所，祛邪外出。多生用味重善走之品，如生南星、生半夏、甘遂、川乌、草乌、大黄、白芥子、大戟、芫花、斑蝥、蟾酥等，斩关夺将、势如破竹。若用于腐肉、痈肿多加祛腐生肌药物，如轻粉、芒硝、水银、朱砂、黄丹、雄黄、胆矾之类。

（2）引经药的选用：根据中医辨证选用适当的引经药及赋形剂可加强药物疗效，引领药物直达病所，力专效宏。病在上焦，常用黄酒调药，因黄酒有辛散、升提作用，可引药上行。病在中焦属寒者，多用生姜汁调药，因生姜入脾胃，其性辛温，祛胃肠之寒邪。病在中焦属热者，可用黄连水、丝瓜水、金银花露调药，以其苦寒入中焦胃肠，能泻胃肠肝胆有余之火，除胃肠积滞之湿热。病在肝胆者，多用醋调药，因醋之酸性可引药入肝。病在下焦者，可用盐水调敷以引药下行。

（3）配药的选用：穴位贴敷疗法以祛邪散毒、扶正益气为目的。对于实证患者以祛邪为主，但药不宜过猛，恐损及穴位局部气血；虚证患者，用补药也不能妄用峻补，以免闭门留寇、温燥伤阴，当补中兼清。

2. 操作前的评估

询问患者的主要临床表现、既往史、过敏史，检查敷药部位的皮肤情况、体质及心理状况等。

3. 用物准备

准备治疗盘、酒精、穴位贴敷贴、治疗碗里盛配制好的药物、油膏刀、棉签、赋形剂、弯盘、胶布或绷带，必要时用屏风遮挡等。

4. 操作程序

（1）术者戴好口罩、帽子，七步洗手法用洗手液清洗双手，再以清水冲洗干净。核对患者姓名、性别、诊断，解释此次操作的目的、方法、所需时间及注意事项，告知可能出现的不适及应对措施，取得患者配合。

（2）根据所贴穴位，为患者取适当的体位，关闭门窗，注意保护患者隐私。

（3）用75%酒精棉签消毒贴敷部位皮肤，待干，然后用油膏刀或小木棍将药物均匀地摊在穴位贴敷贴中间，薄厚适中，贴于穴位上。贴敷过程中观察有无渗漏、滑脱、局部皮肤皮疹等现象。并询问有无不适，交代注意事项。操作完毕，协助患者穿衣，安置舒适体位。整理用物，洗手。依据病情及患者自我感受，可进行灵活贴敷定时，常用时间为2～8小时；贴敷完成后，正常揭去敷料即可，避免立即凉水沐浴。

（二）操作流程图（图8-1）

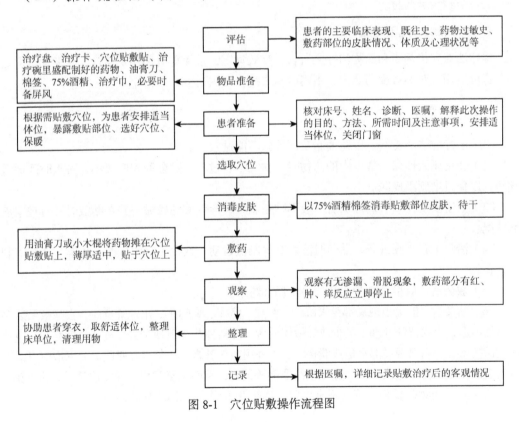

图 8-1　穴位贴敷操作流程图

六、优势和注意事项

（一）优势

1. 作用直接，适应证广

通过药物直接刺激穴位，并通过透皮吸收，使局部药物浓度明显高于其他部位，作用较为直接，其适应证遍及临床各科，对许多沉疴痼疾常能取得意想不到的功效。

2. 用药安全，诛伐无过

因其不经胃肠给药，无损伤脾胃之弊，治上不犯下，治下不犯上，治中不犯上下。即使在临床应用时出现皮肤过敏或水疱，亦可及时中止治疗，给予对症处理，症状很快就可消失，并可继续使用。

3. 简单易学，便于推广

本疗法有许多较简单的药物配伍及制作，易学易用，不需特殊的医疗设备和仪器。无论是医生还是患者或家属，多可兼学并用，随学随用。

4. 器材广泛，价廉药俭

本疗法所用药物除极少数是名贵药材外，绝大多数为常见中草药，价格低廉，甚至有一部分来自于生活用品，如葱、姜、蒜、花椒等。且本法用药量较少，既能减轻患者的经济负担，又可节约大量药材。

5. 疗效确切，无创无痛

本疗法兼穴位刺激和药物治疗之所长，疗效肯定，且无显著创伤及痛苦，于老幼虚弱之体，皆可运用，对不肯服药之人，不需服药之症，尤为适宜。

（二）注意事项

（1）治疗前清洁皮肤，以防油脂及汗液致不能贴敷。

（2）使用刺激性强、毒性大的药物时，腧穴不宜过多，贴敷面积应减小，贴敷时间适量缩短，以免过度刺激皮肤。

（3）对于婴幼儿、久病体弱者一般不贴强刺激、毒性大的敷贴。并在贴敷时及时观察皮肤状况。

（4）治疗不宜空腹进行，贴药时注意减少剧烈运动，饮食不宜吃生冷、海鲜、辛辣等刺激性食物。

（5）敷药治疗后尽量减少出汗、注意局部防水。

（6）贴敷后可能会出现局部色素沉着、潮红、瘙痒、烧灼感、水疱等反应，去除敷贴后多可自然消退，无须特殊处理。极少数过敏体质者，对某种药物出现全身性皮肤过敏症状，应及时到医院就诊。当出现局部水疱或溃疡时，可外用烫伤乳膏，让其自然吸收。大水疱应以消毒针具刺破基底，排尽疱内液体，涂以聚维酮碘等消毒，覆盖消毒敷料，注意清洁，防止感染。

（7）外敷药物须妥善保管，不宜内服，谨防儿童误食、误吸中毒。

七、可能出现的异常情况和防治方法

1. 水疱

除专门定制的发疱贴外，贴敷药物处出现水疱亦属常见现象，主要因药物刺激或胶布过敏所致。临床上常专门采用某些有刺激性的药物如斑蝥、白芥子、大蒜等贴敷穴位，使敷药局部皮肤充血、发热及表皮下渗液形成水疱，达到防病治病的目的。这种疗法又称天灸疗法或发疱疗法。现代医学研究证明，药物刺激皮肤，使局部发红、发疱，起到一种"微面积的化学性、烧伤性刺激作用"。这种刺激首先作用于皮肤的神经感受器上，通过复杂的神经反射机制，调节"神经-内分泌"系统，激发机体的免疫调节机制，提高机体免疫功能，从而起防病治病的作用。

发疱相当于Ⅱ度烧伤，面积过大会出现类似烧伤的反应，因此发疱面积不能过大。如需防止局部起疱或发疱过大，可先在穴位处涂擦石蜡或植物油，或适当缩短贴敷时间。对水疱较小者，可表面涂以聚维酮碘膏或烫伤膏，任其自然吸收。对水疱较大者，可用消毒三棱针从水疱下端挑破，排出水液，或用一次性注射器抽出疱液，然后涂以聚维酮碘膏或其他烫伤药，外用消毒纱布覆盖。

2. 疼痛

穴位贴敷药物后，局部出现热、胀、麻、痒、蚁行感或轻中度疼痛属正常现象。一般无须处理，待达到贴敷时间除去药物即可。如贴敷处有烧灼或针刺样剧痛，患者难以忍受，可提前揭去药物，局部用聚维酮碘或盐水清洗。烧灼样不适，敷药后即可产生，除去药物后仍可能持续一段时间，属正常现象。

3. 过敏

过敏也是穴位贴敷过程中常见的现象之一，主要因药物或胶布刺激皮肤所致，轻者表现为局部皮肤色赤、瘙痒、丘疹或水疱，重者局部可出现溃烂。轻度过敏者，若强烈要求操作可适当缩短每次贴敷的时间，延长两次治疗的间隙时间。夏季出汗多，尤其应注意对胶布过敏者，改用纱布、绷带固定。对初次贴敷患者应仔细询问是否有过敏史或特殊疾病史，减少不必要的风险。

4. 中毒

常用外敷药物多有毒或用量较大，不宜内服。配制好的药物须妥善保管，严防儿童误服中毒。穴位外敷虽比较安全，但对一些剧毒药物如斑蝥、砒石、蟾酥等，外用也不宜过量或持续使用，以防过量吸收中毒。

5. 感染

穴位贴敷感染的出现率较低，但为防止感染发生，所选用的药物须除去杂质，操作前穴位消毒。夏季贴敷时间应相对缩短。贴敷后局部有丘疹、水疱者，须保护好贴敷面，防止继发感染，一旦感染发生，需及时对症处理。

八、临床应用

（一）感冒

1. 风寒感冒

处方：白芥子、薄荷、肉桂各适量，鸡蛋2个。
穴位：神阙、风府、大椎、涌泉。

方法：将白芥子、薄荷、肉桂研细，取鸡蛋清调药，敷贴风府、神阙、大椎及涌泉穴。

2. 风热感冒

处方：淡豆豉 30g，连翘 20g，薄荷 10g，葱白适量。

穴位：风池、大椎、曲池。

方法：将前三味药混合研细，加入葱白适量，捣如膏，敷贴曲池、风池、大椎穴，再以冷水滴药膏上，覆以纱布，保持湿润。

（二）咳嗽

1. 痰热咳嗽

处方：瓜蒌 50g，浙贝母 50g，青黛 15g，蜂蜜 120g。

穴位：肺俞、大杼、大椎、天突。

方法：先将浙贝母、青黛混合碾为细末，再放连籽、皮的瓜蒌捣融，放蜂蜜入锅内加热，入以上三味药，调和如膏状，分别摊贴在肺俞、大椎、大杼和天突穴上，盖以敷料贴固定，每日或隔日换药 1 次。

2. 痰湿咳嗽

处方：白芥子 18g，吴茱萸 18g，麻黄 6g，白凤仙花全草 1 株。

穴位：肺俞、膻中、涌泉。

方法：前三味药研细末，白凤仙花全草捣融，用酒共调匀，敷贴在肺俞、膻中、涌泉穴处，外用纱布扎紧及胶布固定。

（三）哮喘

处方一：老姜 9g，麻黄 4.5g。

穴位：膏肓、大杼。

方法：二味煎取浓汁，再将浓汁熬膏，将药膏摊在敷贴上，贴敷于背部膏肓、大杼穴。

处方二：白矾 30g，面粉、醋各适量。

穴位：足心。

方法：将上三味和匀做成硬币大小，贴敷患者两足心，布包一夜。

处方三：白芥子 45g，生半夏 9g，轻粉 6g。

穴位：天突、肺俞。

方法：三味药共研细末，用姜汁及蜂蜜调敷天突、肺俞穴。

（四）中暑

处方：田螺 3 枚，青盐 3g，冰片 2g。

穴位：脐下 1 寸。

方法：田螺入青盐、冰片捣烂，连壳摊成膏，敷于脐下 1 寸处，用治暑证二便不利。

（五）呕吐

1. 热性呕吐

处方：白矾、芒硝、面粉各适量。

穴位：涌泉、曲池。

方法：白矾、芒硝研细，加入面粉适量，用醋或井水调成膏状，贴敷于穴位上。

2. 寒性呕吐

处方：生吴茱萸 30g，生姜 1 大块，香葱 10 余根。

穴位：中脘、神阙。

方法：上三味，蒸热共捣成饼，贴敷在穴位处。

（六）呃逆

1. 突呃不止

处方：皂角末、吴茱萸各 10g。

穴位：内关、膈俞。

方法：上二味用姜汁糊丸，外敷于双侧穴位上，一次 1～3 小时。

2. 久呃不止

处方：姜汁、蜂蜜各等量，吴茱萸 15g，肉桂 10g，丁香 10g。

穴位：中脘、阴都。

方法：后三味，加姜汁、蜂蜜共捣如膏，取之敷于中脘、阴都穴。1 日换药 1 次。

（七）泄泻

处方：丁香 2g，肉桂 5g。

穴位：神阙。

方法：上二味共研为细末，以水或黄酒调和，做成黄豆大药丸，放在神阙穴上，外贴普通膏药固定。

九、治未病

（一）三伏贴与三九贴

三伏贴与三九贴可治疗多种反复发作及过敏性病证，如支气管哮喘、过敏性鼻炎；慢性消化系统疾病，如消化不良、慢性胃肠炎、慢性腹泻；肢体经络病，如颈肩腰腿痛、痛经、胸腹痛等。连续贴敷 3 年以上，上述疾病多能得到一定缓解。

1. 三伏贴

三伏贴是根据中医"冬病夏治"的理论，对慢性支气管炎、哮喘、过敏性鼻炎等冬季易发作的慢性病，借助最热的三伏天，以辛热药物贴在背部不同穴位治疗，亦可配合针刺、汤药、艾灸叠加等方法，以减轻冬季发病。根据《黄帝内经》中"春夏养阳"的原则，利用夏季炎热，外在阳气亢盛，机体阳气充沛，体表经络中气血旺盛的有利条件，通过适当外用方药来调整人体的阴阳平衡，可更好地发挥扶阳祛寒、扶助正气、祛除寒湿的作用，并可为秋冬储存阳气，使一些宿疾得以恢复。

（1）三伏贴的日期："三伏"是夏季初伏、中伏和末伏的统称，是每年中最热的时节。

传统的三伏日是由二十四节气中的日期和干支纪日的日期相配合来决定的，是指夏至以后的第三个庚日、第四个庚日和立秋以后的第一个庚日。

（2）三伏贴的适应证：经中医辨证论治属虚寒证的支气管哮喘、慢性支气管炎、肺气肿、肺源性心脏病、过敏性咳嗽、慢性咳喘、反复感冒、慢性鼻炎等多种肺系疾病。

（3）三伏贴的禁忌证：肺炎及多种感染性疾病急性发热期；对贴敷药物极易敏感、免疫缺陷、特殊体质及接触性皮炎等患者；贴敷穴位局部皮肤有破溃、痣、不明肿物等；妊娠期妇女腰骶部；糖尿病血糖控制不佳者。

（4）三伏贴的药方：将延胡索、细辛、麝香、白芥子、甘遂等中药依照 20：4：1：10：2 的配比磨粉后，老姜汁调糊，制成硬币大小，贴敷于患者的肺俞、心俞、肾俞、脾俞、膈俞等穴位上。一般贴敷时间：婴幼儿 0.5～2 小时，成人 3～5 小时，根据患者个体差异也可适当调整延长，如果贴敷部位出现剧烈痒、疼、水疱，立即停止贴敷并清洗局部。

2. 三九贴

三九贴选择在每年中最冷的"三九"时节进行穴位贴敷，是借助外界至阴之候，而内在阳热充盛来调理人体阴阳平衡，主用于阳虚、气虚等证，以达到防病治病的目的。

（1）三九贴的日期："三九"是农历冬季一九、二九和三九的统称，即二十四节气冬至后的连续三个九天，是一年中最冷的时期。

（2）三九贴的适应证

1）呼吸系统疾病：慢性支气管炎、慢性咳嗽、慢性阻塞性肺疾病、肺气肿、支气管哮喘、过敏性鼻炎、反复发作的呼吸道感染。

2）消化系统疾病：胃肠功能紊乱、慢性胃肠炎、腹泻、功能性便秘。

3）妇产科疾病：不孕、痛经、卵巢囊肿等。

4）风湿骨病：肩周炎、风湿性关节炎等。

5）同时可保健强身、预防疾病，调节亚健康状态。

（3）三九贴的禁忌证：对贴敷胶布及药物极易过敏者不宜贴敷；糖尿病神经病变、特殊体质及有接触性皮炎等皮肤病，以及贴敷穴位局部皮肤有破损感染者不宜贴敷。三九灸治疗后，要忌食辛膻刺激发物，饮食以清淡为主。

（4）三九贴的处方：选取生白芥子、延胡索、生甘遂和细辛，其剂量比例为 1：1：0.5：0.5。将其混合粉碎，配合生姜汁，加入上述药粉调和成糊状，最后加入冰片拌匀，制成小饼状。贴敷大椎、肺俞、心俞、膈俞等穴位，每次 2～3 小时。

（二）肥胖

肥胖患者多痰湿体质，且容易产生脂肪瘤、皮下硬结等有形痰邪，故运用穴位贴敷可从外治内，减少副作用。

处方：制南星、三棱、莪术、大黄、冰片。

方法：上五味，按 3：3：3：3：1 比例进行混合配比，均匀研末，加甘油调成膏状，制成大小约 1 元硬币的药贴。贴于中脘、关元、气海、脾俞、天枢、水道、大横及局部阿是穴，保留 4～8 小时后取下，每日 1 次，可起到行气化痰散结之功，能够刺激机体脾胃的运化。

十、名家经验

张文华等应用自制强壮膏贴敷神阙穴、背俞穴及任脉穴位，用于治疗顽固性慢性咳喘，总有效率达88.4%，1～3年总有效率为100%，说明穴位贴敷在肺系疾病治疗上效果较理想。薛萍等采用涌泉穴贴敷配合药物内服治疗心绞痛，结果显示心绞痛发作次数减少，使用硝酸甘油频率降低，心电图ST段改善及运动耐量得到提高，提示涌泉穴贴敷对于心系疾病有效。路玫等应用扶正升白膏贴敷于肿瘤化疗患者大椎、膈俞、脾俞、肾俞等穴位，对比治疗前后全血细胞、骨髓象、T细胞及亚群、NK细胞活性及免疫球蛋白等实验室指标，以及临床症状与体征的主观症状，结果提示穴位贴敷扶正升白膏具有升白细胞、对抗化疗副作用的功能。罗开涛运用发疱三伏贴贴敷于颈部夹脊穴配合循经取穴，治疗神经根型颈椎病患者90例，治疗总有效率为96.7%。

李佳运用穴位贴敷治疗慢性疲劳综合征患者长期腹胀、纳呆、神倦乏力等症，取穴中脘、足三里、脾俞穴。药物处方：苍术、神曲、莱菔子、白术、谷芽各80g，枳壳10g。制备方法：将上述药物研成细末，每次取药粉15g，用鲜生姜汁为赋形剂调和成稠糊状，贴敷于上述穴位，外用纱布、胶带固定，7日为1个疗程。

十一、古籍摘要

《灵枢·经筋》记载："足阳明之筋病……颊筋有寒，则急，引颊移口；有热则筋弛纵，缓不胜收，故僻。治之以马膏，膏其急者以白酒和桂，以涂其缓者。"

《神医秘传》中治脱疽"用极大甘草，研成细末，麻油调敷极厚，逐日更换，十日而愈"。

《肘后备急方》中记载："治疟疾寒多热少，或但寒不热，临发时，以醋和附子末涂背上。"

《太平圣惠方》中记载："治疗腰腿脚风痹冷痛有风，川乌头三个去皮脐，为散，涂帛贴，须臾即止。"

《本草纲目》云："治大腹水肿，以赤根捣烂，入元寸，贴于脐心，以帛束定，得小便利，则肿消。"

清代名医徐灵胎云："用膏贴之，闭塞其气，使药性从毛孔而入其腠理，通经贯络，或提而出之，或攻而散之，较之服药尤有力，此至妙之法也。"

《理瀹骈文》中记载："病在外者贴敷局部，病在内者贴敷要穴。"

十二、文献推介

白兴华.2000.慢性难治性疾病穴贴敷疗法.北京：科学技术文献出版社.

国家中医药管理局《中华本草》编委会.1999.中华本草.第2册.上海：上海科学技术出版社.

路玫，曹大明，王宪玲.等.2000.穴贴扶正升白膏对抗化疗副作用的研究.中国针灸，（7）：41-43.

罗开涛，罗安利，沈志方.等.2011.温针配合穴位贴敷治疗神经根型颈椎病疗效观察.上海针灸杂志，30（8）：558-559.

薛萍，王环仁.1996.涌泉穴贴敷疗法对冠心病心绞痛的辅助作用.中医外治杂志，（3）：29.

杨洁红，别晓东，刘华.2004.川芎提取物穴位敷贴辅助治疗中风后遗症40例.中国中医基础医学杂志，10（3）：62-63.

张文华，曲晖，张经东，等.2001.增敷强壮膏治疗顽固性咳喘.辽宁中医杂志，（6）：369.

第九章　中医穴位埋线疗法

一、定义

中医穴位埋线疗法是在中医学脏腑经络理论指导下，将羊肠线或蛋白线等可吸收材料埋在特定腧穴和经线中，利用其产生的持续性刺激来治疗疾病的新兴穴位刺激疗法。

二、历史沿革

中医穴位埋线疗法基于中医经络学说，是针灸治疗的现代延伸，是新型针具和中医理论的有机结合，经历了雏形期、萌芽期、发展期和成熟期。

（一）雏形期

前人于长期与疾病斗争中使用砭石和骨针进行局部刺激以缓解病痛，到《黄帝内经》"九针"理论成形，针刺治疗经历了经验性运用到理论与实践结合的新时期，针具也从石器发展为金属针具，随着针灸理论的丰富，科技生产力的进步，新型材料的开发运用，现代形成如揿针、皮肤针等局部留置型针刺疗法，以减少以往针刺的操作频度，加强局部经穴的刺激时间，从而达到扶正祛邪、治疗疾病的目的。

（二）萌芽期

埋线疗法是在留针和埋针的基础上与现代材料学结合发展而来。20世纪60年代初产生了穴位埋线法，运用天然材料进行局部穴位埋置，产生持续刺激，弥补了传统针刺刺激痛苦、作用时间不持久、需反复操作的缺点。

穴位埋线疗法在原有的天然材料基础上，将材料升级成可吸收、排斥反应小的羊肠线、蛋白线进行埋置，解决了传统天然材料的高致敏及易感染因素，同时羊肠线保留了异体蛋白抗原刺激，最大程度地降低了感染等医疗风险。新型埋置材料运用使得穴位埋线疗法得到广泛运用，以其所具有的短刺激、长时效，在针灸范围独树一帜。

（三）发展期

20世纪70年代后期，经过众多临床医师的探索实践，穴位埋线的治疗范围不断扩大，总结出一系列疗效显著的埋线方法。

穴位埋线已用于治疗慢性病和虚证，并扩大至急症、实证等临床各科疾病，主治范围不断扩充，并在 20 世纪 80 年代正式被编写入专业针灸教材，为临床规范普及起到了重要推动作用。

（四）成熟期

埋线疗法的成熟体现在理论专著、作用机制研究、器具改进方面。

1991 年温木生撰写的《实用穴位埋线疗法》是国内第一部埋线治疗专著，该书总结了 40 多年来穴位埋线治疗的经验和成果，得到业界广泛认可。2001 年，温木生又与郑详容撰写了《埋线疗法治百病》，全书对埋线疗法临床运用经验进行了整理，详细介绍了 140 种内、外、妇、儿、皮肤、五官等科疾病的穴位埋线疗法，并对其作用机制作了深入的探讨。2002 年崔瑾等编著的《穴位埋线疗法》一书，在前人疾病治疗的基础上，概述了穴位埋线治疗出现的正常反应、异常反应及临床注意事项等。一系列专著的问世及深层次的作用机制探讨，使得穴位埋线疗法得到较广泛认可，对于治法的推广普及起到重要作用。

穴位埋线治疗经历了早期的切埋法、割埋法、扎埋法等，但操作创面过大，术后疼痛及感染风险较高，患者依从性低，后任晓艳教授在注线法的基础上，研制了一套创伤小、操作便捷、疼痛低的新型穴位埋线器具。兰州大学杨才德教授长期从事埋线、针刀等相关研究，提出了"穿刺是埋线、针刀、注射的核心技术"的著名论断，发明了集针刺、埋线、针刀、注射多功能的埋线针刀。单顺、马立昌等对羊肠线材质、长短进行了改造，使其在质地、简便程度和理化性质方面更加便于临床操作。

随着器具及理论的完善，大量的临床研究及动物实验对穴位埋线疗法的科学性和实用性进行了论证，穴位埋线疗法进入了成熟应用阶段。现穴位埋线疗法主要应用于美容保健，在治疗痤疮、肥胖、面瘫、慢性疲劳综合征等方面取得了较多验证效果。

三、基本原理

埋线疗法是传统中医外治理论与现代医学结合的产物，包括"物理刺激效应"和"化学刺激效应"两大方面，而物理刺激效应又包含了穴位封闭效应、针刺效应、埋针效应、刺血效应及割治效应，化学刺激效应又包括了后作用效应、组织疗法效应等多种刺激效应，埋线疗法是一种融多种疗法、多种效应于一体的复合性疗法。

（一）物理刺激效应

1. 穴位封闭效应

埋线所使用的局麻药具有局部麻醉效应，产生的局部神经阻滞效应，相当于穴位封闭治疗，对局部神经产生综合作用。

2. 针刺效应

穴位埋线作为长时效穴位刺激，具备了中医针刺治疗调节经络气血的作用，借助针具和可吸收材料两方面刺激，使得局部产生酸、胀等得气感。《灵枢》对针刺治疗尤重视得气，谓"刺之要，气至而有效，效之信，若风之吹云，明乎若见苍天，刺之道毕矣"。通过得气而产生良好的经气调节，进而起到调整脏腑阴阳、平衡营卫气血的作用。

3. 埋针效应

《灵枢·终始》曰："久病者深内而久留之。"治疗久病顽疾，当延长针刺时间，因久远之疾，其气必深，针不深则隐伏，病不能及，留不久则固结之邪不能散也。为了使邪尽而病瘥，传统治疗多采用留针法，运用局部的长时间留针刺激，达到长效的调节经气、扶正祛邪之功。相较于传统留针治疗，埋线时针具的直接刺激作用类似于毫针针刺，后期局部可吸收材料的长期穴位刺激，相当于传统埋针，但埋线法作用时间明显优于常规埋针，实验研究证实生物蛋白线或羊肠线在体内分解、液化和吸收过程平均需要 14 天，因此局部埋线对穴位产生的刺激效应可长达 2 周之久，其刺激长时效是传统针刺疗法所不能比拟的，更大程度上发挥了久病缓治的目的。

4. 刺血效应

刺血效应类似于中医刺络放血产生的疗效，《素问·调经论》记载"视其血络，刺出其血，无令恶血得入于经，以成其疾""血去则经隧通矣"，说明刺血具有活血化瘀，祛旧存新的治疗作用。埋线操作时针具刺入会刺破穴处血络，致针眼有少量出血或渗血，产生了相同的刺血效应。

5. 割治效应

割治效应类似于局部损伤性刺激，在一定部位或穴位进行目的性切口以产生局部机械刺激，以及后续机体产生的炎症性刺激作用。埋线疗法中切埋法、割埋法、扎埋法均包含了割治的操作，割治过程的损伤及后期可吸收线的刺激，可以产生较强的针感，从而使疾病得到较为持久的治疗。

（二）化学刺激效应

1. 后作用效应

埋线时，操作器械对穴位局部组织造成不同程度的损伤，以及为了治疗需要人为地扩大损伤，在机械性刺激产生得气感后，局部的受损组织产生抗原-抗体反应，产生炎症因子并造成无菌性炎症反应，重新调节局部的免疫平衡，为机体疾病的修复创造条件。

2. 组织疗法效应

组织疗法是利用人体对外源物质产生的排斥反应，产生生物化学刺激，来治疗疾病的一种方法。埋线疗法是把生物蛋白线或羊肠线植入穴内，外源性抗原使人体产生免疫反应，使淋巴细胞致敏，通过经典的抗原提呈细胞（APC）途径进行抗原呈递，进行下一步复杂的体液及细胞免疫，从而破坏、分解、液化外源性植入物，使之变成可吸收多肽、氨基酸等，这些抗原刺激物对穴位产生化学刺激，调动局部组织产生免疫反应，乃至出现全身性免疫反应，从而平衡或激发人体免疫功能，促使疾病得到治愈。

综上所述，穴位埋线疗法治疗疾病的过程，初为物理性的机械刺激，可产生短期速效的治疗效应，后为生物学和化学刺激，具有长期续效的治疗效应。具体而言，局麻时产生的穴位封闭效应、针具刺激产生的针刺效应、埋线后产生的刺血效应，均可产生短期速效作用，埋线时穴位处机体组织损伤的后作用效应、组织疗法效应，又可起到长期续效作用；而割治效应和异种蛋白产生的埋针效应，则既可产生短期速效作用，又可产生长期续效作用。多种刺激效应融为一体，互相配合，相得益彰，共同发挥作用，形成一种复杂而持久、柔和的非特异性刺激冲动，一部分经传入神经到相应节段的脊髓后角后，抑制相邻的病理信息内传脏腑，起到调节作用；另一部分经脊髓后角上传大脑皮质，加强了中枢对病理刺激传入兴奋的干扰、抑制和替代，再通过神经-体液调节来调整脏腑，使疾病痊愈。

四、适应证和禁忌证

（一）适应证

（1）内科疾病：慢性阻塞性肺疾病、支气管哮喘、高脂血症、动脉粥样硬化、心脏神经症、肠易激综合征、慢性胃肠炎、慢性结肠炎、尿潴留、甲状腺疾病、糖尿病、单纯性肥胖等。

（2）神经、精神科疾病：面神经麻痹、周围神经病、中风后偏瘫、偏头痛、膈肌痉挛、神经衰弱、抑郁、自闭症等。

（3）外科疾病：疖病、软组织炎、乳腺增生症、阑尾炎、慢性腹膜炎、胆囊结石、术后肠粘连、不完全性肠梗阻、泌尿系结石等。

（4）男科疾病：遗精、阳痿、前列腺增生、慢性膀胱炎等。

（5）妇科疾病：痛经、功能性子宫出血、子宫内膜异位症、慢性盆腔炎等。

（6）儿科疾病：小儿疳积、厌食症、单纯性消化不良、小儿过敏性鼻炎等。

（7）皮肤科疾病：慢性湿疹、皮癣、慢性荨麻疹、痤疮、结节性皮肤病等。

（8）五官科疾病：慢性咽炎、慢性鼻窦炎、梅尼埃病、良性位置性眩晕、中耳炎、慢性扁桃体炎等。

（二）禁忌证

埋线疗法的禁忌证与针灸类似，如在神阙、乳中等穴位不宜使用，其余特征性禁忌证介绍如下。

（1）12岁以下的儿童一般不做埋线。

（2）过饥、过饱、剧烈运动后不做埋线。

（3）孕产妇腰骶部、四关及有习惯性流产史者应禁用。

（4）活动性关节局部不宜埋线。

（5）凝血功能障碍，长期使用抗凝药等具有出血倾向的患者不宜埋线。

（6）对于严重的心肺疾病患者不宜使用。

（7）胸、背部埋线不宜过深，严防刺伤内脏。不宜在骨骼局部处进行埋线，防止意外发生。

（8）皮肤有局部感染、溃疡或皮下硬结时，不宜采用埋线疗法。

五、操作规范

（一）中医四诊收集病史资料，辨证施治

操作前详细掌握患者基本信息，详细辨病辨证，充分运用经络辨证及经络触诊，掌握患者身体状态。

（二）治疗前医患充分沟通

操作前详细告知患者病情、诊断及操作事宜，充分告知可能出现的问题和处理方法，缓解术者紧张情绪，征得患者同意，并签署相关知情同意书。

（三）器械检查

器械检查包括一次性使用埋线针、可吸收线、止血钳、剪刀、镊子、弯盘、聚维酮碘、棉签、敷料贴、局麻药、急救用药等。

（四）术前准备

1. 术者要求

（1）佩戴帽子和口罩，穿操作衣，并注意卫生清洁。

（2）术前严格按七步洗手法清洗手、肘上 10cm。

（3）严格按手术无菌要求，戴无菌手套做埋线操作。

2. 患者皮肤准备

（1）局部皮肤准备：应使得术野清晰，无油脂、毛发干扰，术前应注意清洁全身，因术后 3 天内，局部创口不宜沾水。

（2）对于局部毛发较多处，应注意及时备皮。

（3）皮肤如有药物贴敷或外用药残留，应用酒精等进行清洁。

3. 治疗部位的消毒要求

（1）一般要求：消毒范围，穴位周围直径 10～15cm，消毒程序依照外科手术操作流程：由内外向，不留有空白；单向消毒，不留空白，第二次消毒面积小于第一次，一般消毒 2～3 次。

（2）特殊要求：对于腰骶部、肢体等特殊部位埋线手术的消毒要求如下。①腰骶部埋线消毒，应在常规消毒基础上注意两侧及会阴部清洁，面积大于直径 15cm。②四肢消毒方式按照手术单向消毒为宜。

（五）操作方法

首先医生双手消毒后，戴无菌口罩、手套。协助患者仰卧于治疗床上，暴露选用的穴位处皮肤，严格按上述要求进行消毒操作。将适宜规格可吸收外科缝合线用酒精浸泡备用，每次取单根缝合线，放入一次性埋线针内，左手拇、食两指捏紧或绷紧进针部位的皮肤，右手

持针，快速刺入皮内，待患者出现局部酸、胀、麻等得气感，将线体推入，边推针芯，边退针管，出针后，立即使用棉球进行按压，减少局部出血，后使用医用敷料包扎。

（六）操作流程图（图9-1）

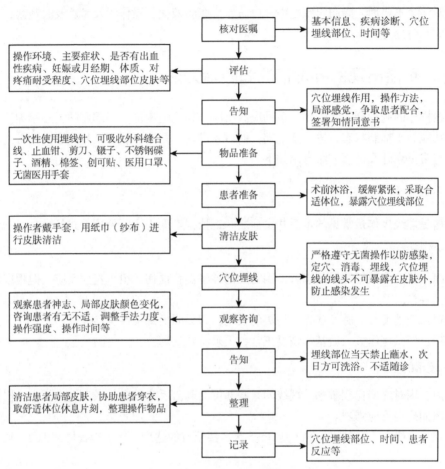

图9-1 穴位埋线操作流程图

六、优势和注意事项

（一）优势

（1）集针刺优势于一身，天然疗法，无明显药物毒副作用。

（2）疗效持久且巩固，省时更方便，相较于常规针刺治疗，减少了反复操作带来的不便。

（3）适应范围广泛，疗效显著，操作简便，易学易用。

（二）注意事项

（1）严格进行无菌操作，最大程度降低感染发生率。

（2）在肌肉丰满处，注意埋线深度，操作时轻、快、准，防止断针发生。

（3）根据穴位所在部位解剖结构，严格控制埋线的角度及深度，避免刺伤内脏，造成不必要的损害。

（4）皮肤局部有感染、不明原因肿块、大面积破溃、急性传染性疾病、凝血功能严重障碍、造血功能异常等禁用。

（5）严重过敏体质、晕血、极度焦虑患者慎用。

（6）注意不要埋入脂肪组织之中，以防发生脂肪液化，操作时及术后及时观察，如有异常现象应及时处理。

七、可能出现的异常情况和防治方法

埋线操作的刺激会引起人体一系列应激反应，如代谢增加，局部血肿，心率加快，某些器官的功能处于抑制状态，进入紊乱期，而后才进入恢复期，逐渐恢复到原来正常的功能状态，现将常见意外及处理方法介绍如下。

（一）疼痛

疼痛是埋线操作最常见的术后并发症之一，依据疼痛程度，处理方式各异。

1. 轻微疼痛

原因：绝大多数埋线后的患者，因为局部神经血管损伤、组织炎症反应，但程度较轻，故疼痛极轻微。

表现：痛处无红、肿、瘙痒、灼热的表现，即无明显感染性炎症表现。

处理：轻微疼痛数天后基本恢复正常，无须特殊处理。

2. 较重的疼痛

原因：因对疼痛比较敏感，埋线的某些部位对刺激反应较大，或者剥离面大，损伤组织较多，因而疼痛反应强烈。

表现：表现为疼痛时间一般可达 3～5 天，甚至有的达到 7 天。检查局部无红、肿、热等表现。

处理：对于四肢部位埋线的患者，可嘱患者术后 24 小时以后进行局部热敷、按揉，必要时可给予一般解热镇痛类止痛药，无须应用阿片类药品。如有加重现象，则应考虑有其他并发症。

3. 炎症性疼痛

原因：多由于无菌观念不强、不按无菌要求操作、消毒不严格或操作后不慎伤口污染所致。

表现：疼痛在术后 2～3 天发生并逐渐加重，无缓解趋向，且局部可发现红、肿、热等征象，严重者体温相应升高，血象也应有所改变。

处理：严格按照局部感染进行处理，严重者及时就医。

4. 预防

（1）定点数目要适当，不可一次定点过多。

（2）操作时注意稳、准、巧、快，避免不必要的操作。

（3）操作中应注意所有的操作严格遵守无菌观念。

（4）做好患者的思想工作，充分告知可能出现的不适，减轻患者的思想负担，减少不必要的恐慌。

（二）眩晕乏力

1. 原因及表现

部分患者操作后出现了头晕、恶心、胸闷、心慌等症状。主要因操作时过度刺激或者患者自身体质虚弱，或于过饥过饱等不适条件下进行操作。

2. 处理及预防

（1）如为心理因素所致，术前做好充分告知，解除患者的思想顾虑，则可消除不适症状，焦虑患者应避免进行操作。

（2）埋线后应进行适当休息或观察30分钟后离开。

（3）术前进行适当的生命体征监测，同时告知患者术后避免剧烈运动。

（三）出血和血肿

术后局部血肿及伤口渗血是常见的情况，因此及时告知及必要的处理是有意义的。

1. 原因

（1）既往有凝血功能障碍或长期使用抗凝药物。

（2）术中过度刺激，埋线部位较大，对局部血管解剖不熟悉，针刃切破较大血管，便会产生出血或血肿，往往渗血较多。

（3）女性经期时，全身血管均处于轻度扩张的充血状态，应避免做埋线操作。

（4）术后未进行充分的按压止血。

2. 处理及预防

（1）一般出（渗）血，可以进行局部压迫止血。

（2）对于已发生肢体严重肿胀、血运不良或有麻木等神经功能障碍者，及时进行治疗，避免延误病情。

（3）防止和减少出血的最重要办法是操作要轻柔，应做到对正常组织损伤最小，不损伤较大血管，出血、血肿自然就可避免。

（4）充分掌握局部血管走行，术后保障充足时间按压止血。

八、临床应用

（一）慢性支气管炎

慢性支气管炎是指气管、支气管黏膜及其周围组织的慢性非特异性炎症。临床上以咳嗽、咳痰或伴有喘息及反复发作为特征。

主穴：脾俞、风门、肺俞、定喘、膻中、肾俞。

配穴：痰湿型加胃俞、丰隆；痰热型加外关、曲池；气虚型加气海、胃俞；以咳为主加孔最；以喘为主加鱼际；血瘀明显加膈俞。

操作：用羊肠线或胶原蛋白线注线法，用一次性埋线针，定喘穴向前下直刺进针 0.5～1寸，埋线 1cm；背部腧穴从穴位外 1cm 进针，向脊柱方向斜刺，进针 8 分，埋线 1cm；膻中向上斜刺进针后，调整针尖向上平刺，其他穴位常规操作。每 2 周治疗 1 次，3 次为 1 个疗程。以后每年秋季、初冬再如上法治疗 1 个疗程，连续 3 年，以巩固疗效。

（二）原发性高血压

高血压是一种以动脉压升高为特征，可伴有心脏、血管、脑和肾脏等器官功能性或器质性改变的全身性疾病，是心脑血管疾病发生的危险因素。

主穴：星状神经节（位于第七颈椎横突基底部和第一肋骨颈之间的前方，椎动脉的后方，斜角肌群的内侧）、肾俞、肝俞、血压点、足三里、心俞、曲池。

配穴：肾俞、丰隆、三焦俞、膈俞。

操作：用羊肠线或胶原蛋白线注线法，用一次性埋线针，星状神经节、血压点、心俞、肾俞、曲池进针 1 寸，埋入 1cm，丰隆、足三里埋入 1.5cm，背部腧穴向脊柱方向斜刺，其他穴位直刺。每 2 周治疗 1 次，3 次为 1 个疗程。

（三）慢性胃炎

胃炎是黏膜的炎症病变，急性胃炎是指胃黏膜的急性炎症，慢性胃炎则是指黏膜的慢性炎症。

主穴：中脘透上脘、脾俞透胃俞、丰隆、梁丘、足三里、阳陵泉。

操作：用羊肠线或胶原蛋白线注线法，用一次性埋线针，中脘穴进针透向上脘、脾俞穴进针透向胃俞，进针 1.5 寸，埋入 1cm，丰隆、梁丘、足三里、阳陵泉埋入 1.5cm。每 2 周治疗 1 次，3 次为 1 个疗程。

（四）痤疮

痤疮又称面痤、暗疮、肺风粉刺、青春痘等。表现为丘疹、黑头、结节、脓疱、脓肿、囊肿，后期形成瘢痕等多形皮损。

主穴：肺俞、膈俞、脾俞、胃俞、曲池、血海。

操作：用羊肠线或胶原蛋白线注线法，用一次性埋线针，肺俞、膈俞、脾俞、胃俞等穴沿脊柱两旁斜刺，进针 1.5 寸，埋入 1cm，曲池、血海埋入 1.5cm。每 2 周治疗 1 次，3 次为 1 个疗程。

（五）便秘

便秘表现为排便次数减少、排便时间延长、便质干结或排便困难，是痔疮、心脑血管疾病的危险因素。

主穴：大肠俞、天枢、中极、足三里、上巨虚、下巨虚。

操作：用羊肠线或胶原蛋白线注线法，用一次性埋线针，大肠俞、天枢、中极等穴，进针 1.5 寸，埋入 1cm，足三里、上巨虚、下巨虚埋入 1.5cm。每 2 周治疗 1 次，3 次为 1 个疗程。

九、治未病

（一）失眠

失眠是指各种原因引起的入睡困难、睡眠深度过浅或频度过短、早醒及睡眠时间不足或质量差等，是多种心脑血管疾病的危险因素。

主穴：星状神经节、安眠穴（风池和翳风连线的中点）。

配穴：心脾两虚型加心俞、脾俞、足三里；肝火上扰型加血海、丰隆、阳陵泉；阴虚火旺型加肾俞、血海；心肾不交型加心俞、肾俞、中脘；脾胃不和型加梁丘、胃俞、足三里；肝阳上扰型加肝俞、光明；心胆虚怯型加心俞、胆俞、阳陵泉；痰热内扰型加丰隆、地机。

操作：用羊肠线或胶原蛋白线注线法，用一次性埋线针，局部组织丰厚处进针 1.5 寸，埋入 1.5cm，浅薄处埋入 1cm。每 2 周治疗 1 次，3 次为 1 个疗程。

（二）神经衰弱

神经衰弱是以精神和躯体功能衰弱症状为主，表现为精神易兴奋，大脑易疲劳，常伴情绪紧张、烦恼及紧张性头痛和睡眠障碍等心理生理症状为特征的一类神经症性障碍，查体及辅助检查多无明显异常。

主穴：星状神经节、足三里、丰隆、阳陵泉、心俞、肾俞、安眠、中脘。

配穴：失眠者参照上述失眠选穴；疲倦者加脾俞、胃俞；情绪急躁者加血海、胆俞。

操作：用羊肠线或胶原蛋白线注线法，用一次性埋线针，局部组织丰厚处进针 1.5 寸，埋入 1.5cm，浅薄处埋入 1cm。每 2 周治疗 1 次，3 次为 1 个疗程。

（三）肥胖

肥胖是体内三酰甘油超过正常的生理需求量，积聚过多造成脂肪层过厚。肥胖是高血压、糖尿病、中风多种疾病的危险因素。

1. 脾虚湿阻型

主穴：星状神经节、脾俞、丰隆、足三里。

配穴：中脘、水分、下脘、胃俞、天枢。

操作：用羊肠线或胶原蛋白线注线法，用一次性埋线针，局部组织丰厚处进针 1.5 寸，埋入 1.5cm，浅薄处埋入 1cm。每 2 周治疗 1 次，3 次为 1 个疗程。

2. 胃肠实热型

主穴：星状神经节、胃俞、梁丘、曲池、中脘。

配穴：上巨虚、下巨虚、上脘。

操作：用羊肠线或胶原蛋白线注线法，用一次性埋线针，局部组织丰厚处进针 1.5 寸，埋入 1.5cm，浅薄处埋入 1cm。每 2 周治疗 1 次，3 次为 1 个疗程。

3. 肝郁气滞型

主穴：胆俞、肝俞、血海。

配穴：阳陵泉、曲泉、膈俞、肾俞。

操作：用羊肠线或胶原蛋白线注线法，用一次性埋线针，局部组织丰厚处进针 1.5 寸，埋入 1.5cm，浅薄处埋入 1cm。每 2 周治疗 1 次，3 次为 1 个疗程。

4. 脾肾两虚型

主穴：脾俞、肾俞、关元、命门、足三里。

配穴：气海、天枢、阴陵泉、水分、三焦俞、中脘。

操作：用羊肠线或胶原蛋白线注线法，用一次性埋线针，局部组织丰厚处进针 1.5 寸，埋入 1.5cm，浅薄处埋入 1cm。每 2 周治疗 1 次，3 次为 1 个疗程。

十、名家经验

王素敏等选取机体两侧的肝、脾、肾所对应的腧穴对糖尿病前期患者进行穴位埋线治疗，通过每个月施针 1 次，连续观察半年时间，并随访 1 年，临床研究结果表明，相对于仅控制饮食的患者，穴位埋线治疗能够很好地调节血糖浓度，35.71%的患者糖代谢异常控制在正常范围内，可降低糖尿病前期向糖尿病的转化率。

聂燕丽等在辨证论治基础上，对糖尿病前期患者进行分型，根据其发病机制不同分为肝失疏泄、脾虚湿滞、胃肠积热及脾肾虚寒证型，通过基于不同证型采取穴位埋线进行治疗，每周穴位埋线施治 1 次，经过连续 3 个月的治疗，研究结果表明穴位埋线能够降低空腹血糖及餐后血糖水平，改善糖尿病前期患者糖代谢异常的状态，提高胰腺功能，增强胰岛素敏感性，增加能量消耗。

十一、古籍摘要

《脾胃论》："脾胃俱旺，则能食而肥；脾胃俱虚，则不能食而瘦。或少食而肥，虽肥而四肢不举，盖脾实而邪气盛也。"

《备急千金要方》："夫用针刺者，先明其孔穴，补虚泻实，勿失其理。针毛皮腠理勿伤肌肉，针肌肉勿伤筋脉，针筋脉勿伤骨髓，针骨髓勿伤诸络。伤筋膜者，愕视失魂。伤血脉者，烦乱失神。伤皮毛者，上气失魄。伤骨髓者，呻吟失志。"

《普济方·针灸》："大寒无刺，月生无泻，月满无补，月空无治，新内无刺，已刺无内，大怒无刺，已刺无怒，大劳无刺，已刺无劳，大醉无刺，已刺无醉，大饱无刺，已刺无饱，大饥无刺，已刺无饥。"

《素问·通评虚实论》："凡治消瘅、仆击、偏枯、痿厥，气满发逆，甘肥贵人则高粱之疾也。"

《灵枢·逆顺肥瘦》："年质壮大，血气充盈，肤革坚固，因加以邪，刺此者，深而留之，此肥人也。"

《景岳全书》："肥人多有非风之证，以肥人多气虚也。何以肥人反多气虚？盖人之形体，骨为君也，肉为臣也。肥人者，柔胜于刚，阴胜于阳者也。且肉以血成，总皆阴类。"

《石室密录》："肥治者，治肥人之病也。肥人多痰，乃气虚也。虚则气不能营运，故痰生之。"

十二、文献推介

安金格，李靖，安俊岐. 等. 2006. 穴位埋线治疗高脂血症的临床研究. 河北中医，28（8）：609-610.

陈盼碧，陈静，崔瑾. 等. 2018. 穴位埋线法对原发性痛经大鼠神经-内分泌-免疫网络的调控与影响. 针刺研究，43（1）：29-33.

丛莘，金庆文，李莉芳. 等. 2006. 穴位埋线治疗肥胖型高脂血症及对血脂水平的影响. 中国社区医师，22（21）：45.

崔瑾，杨孝芳. 2002. 穴位埋线疗法. 北京：中国中医药出版社.

邓华聪，刘东方. 2003. 肥胖症与脂质代谢. 临床内科杂志，20（3）：116.

韩济生，汤健，任民峰. 等. 1982. 中枢神经介质概论. 2 版. 北京：科学出版社.

霍金，赵罔琪，袁永. 等. 2017. 穴位埋线疗法作用机制的研究现状. 中国针灸，23（11）：1251-1254.

李道生. 1998. 新编针灸治疗学. 北京：人民卫生出版社.

刘百智. 2015. 针刀医学临床问题诊治. 北京：人民卫生出版社.

刘建玉，李民兰，张中新. 等. 2007. 胰俞埋药线对糖尿病大鼠脂肪、蛋白质代谢的影响. 卫生职业教育，25（12）：137-139.

陶磊，杨才德. 2019. 杨五针是穴位埋线疗法的新处方. 中国中医药现代化远程教育，17（6）：78-80.

王庆文. 1995. 中国针灸配穴疗法. 贵阳：贵州科技出版社.

杨才德. 2018. 埋线针刀技术操作规范. 北京：中国中医药出版社.

杨才德，雒成林. 2015. 穴位埋线疗法. 北京：中国中医药出版社.

第十章　刺络放血疗法

一、定义

刺络放血疗法是以针刺特定穴位或浅表小静脉进而放出少量鲜血的中医治疗方法。操作前，常规皮肤消毒，选用细三棱针或粗制毫针，浅刺速出，针刺深度不宜过深。临床常用于中暑、头痛、咽痛、疔疮、急性腰痛等。

二、历史沿革

古人最初使用砭石刺血放脓，砭石是现代三棱针的雏形。《黄帝内经》的成书标志着刺络放血疗法理论的形成，为刺络放血疗法的发展建立了理论基础，书中对理论、针具、刺法、取穴、主治范围、禁忌证和机制等进行了较系统的论述。《史记》中记录了扁鹊用刺络放血疗法治疗虢太子尸厥证。神医华佗通过头部刺络放血治疗曹操头风症。

唐宋元时期刺络放血疗法在理论和实践上都得到了提高和发展。皇甫谧在《针灸甲乙经》设有独立的"奇邪血络"篇论述络脉病变及刺络疗法。寒凉派刘完素以"八关大刺"法治疗实热证。张子和更是于《儒门事亲》中高频运用针刺放血疗法祛邪取效。李东垣创新性地将刺血疗法应用于虚证。朱丹溪则结合自身经验取三棱针刺络放血疗法治疗热证、急症。

明清时期刺络放血疗法有了新的发展，尤其是对瘟毒疫疠的治疗。杨继洲在《针灸大成》中论十二井穴放血法为"起死回生之妙诀"。郭志邃的《痧胀玉衡》，是将放血疗法广泛运用于急症的专著，书中提出以刮痧放血疗法泻热治疗痧证。民国年间，《中国简明针灸治疗学·放痧分经诀》指出对于不同经脉的痧证，当取对应的四肢末端腧穴进行放血治疗。

民国时期放血疗法得到了迅猛发展。大量专著如《刺血疗法》《刺血医镜》《放血疗法》《民间简易疗法·刺血》《中华刺络放血图》《中医络脉放血》等相继问世。中国针灸学会刺络与拔罐专业委员会于2008年成立，象征着刺络放血疗法迈入科学发展时期，形成了全国刺络放血的研究与应用体系。由该学会编写的《中医刺络放血疗法》成为中医针灸专业的教材，以及中医临床工作者及针灸爱好者的重要参考书籍。刺络放血疗法的价值开始广泛地被人们认识和接受，为伟大的中医学事业发挥着巨大的作用。

三、中医原理

中医的经络气血理论是刺络放血疗法的理论源泉。经络是人体内运行气血津液的通道，是经脉和络脉的总称。经，即路径、经纬之义，经脉为经络系统中的主干，连接上下，沟通内外；络，有网络、联络的含义，络脉乃经脉别出的较细小的分支，交错纵横，遍布人体。

《灵枢》载："经脉为里，支而横者为络，络之别者为孙。"《灵枢·经脉》对其形象进行描述，谓："经脉者，常不可见也""诸脉之浮而常见者，皆络脉也"。络脉系统则由十五络脉和难以计数的浮络、孙络组成。

中医经络学理论及气血津液理论为刺血法提供了坚实的基础，中医学认为经络内属于脏腑，外络于肢节，可沟通表里，联系上下，调理阴阳，是人体与外界联系沟通的桥梁，能够促进气血的流注，从而起到濡养全身的功能，是人体功能得以正常运行的基础。营气与血液一起并行于脉中，通过脏腑的温煦推动作用，输布于全身，人体各种生理活动之所以正常进行，主要依靠气的推动气化和血的濡养作用。同时，经络气血是人体正常生理运转的基础，也是疾病发生、发展、转化、传变的通道，当经络受堵或气血循行异常，就会影响到脏腑的正常功能，机体因此而发病，表现在外的就是络脉颜色、粗细、性状出现异常，如充血、粗大、颜色加深等。刺络放血疗法实可祛除脉管中停滞的瘀血，正所谓旧血不去，新血不生，五脏六腑得到新血的濡养，功能自会逐渐恢复正常。

与刺络放血疗法密切关联的是经络系统中的络脉系统。《素问·血气形志》说："凡治病，必先去其血。"而刺络放血即刺其"络"，出其"血气"。"久病入络"是刺络放血疗法的主要依据之一。络脉具有输布气血进而濡养全身的作用。《灵枢·本脏》载："经脉者，所以行血气而营阴阳，濡筋骨，利关节者也。"流通于经脉中的气血，正是通过经络而布散全身，以维持人体正常生理功能。络脉中，十五络脉为大络。具有统摄浮络、孙络的作用，从而使十二经脉气血由线状直流转化为网状弥散。三棱针点刺、皮肤针叩刺、刺络拔罐等疗法，都是直接刺激络脉或络脉的分布区（如孙络、浮络之所在）使之出血来达到治疗目的。因此，中医的"络"和"血"及其相关的生理功能、病理变化就构成了刺络放血的主要依据。

络病病机主要在于络脉输布营卫气血的功能受阻，可由外感六淫、跌仆损伤、内伤七情、饥饱劳役等因素，导致血脉"不通"为病。发病部位广泛，外至肌腠，内至骨髓皆可发病。叶天士云"久病入络"，络病多为久病、慢病，病难速愈。络细而气少，血行慢滞，外邪客侵，多致气滞而血瘀，或痰浊留结脉道，多发为有形之瘀。病有深浅，络邪有新久，脉有浮沉，故络脉病证多虚实互见，瘀滞并存，表现多样，病变不一。络分阴阳，阳络又称"血络"，一般指分布于上部、浅表可见的络脉。阴络一般指分布于下部、深部不可见的络脉。络在外属阳，热为阳邪，故邪热多伤人阳络，阳络伤则血外溢，轻则发斑、发疹，甚则络脉损伤，血外溢而成咯血、衄血、牙龈出血等症。

四、适应证和禁忌证

（一）适应证

刺络放血疗法适用于中暑、热性昏迷、睑腺炎、急性肠胃炎、急性结膜炎、口腔溃疡、实性头痛、疔疮、急性咽扁桃体炎、急性腰扭伤、丹毒、疖肿等热性病，带状疱疹后遗痛、膝关节痛、三叉神经痛、干眼症、失眠等瘀血相关病证。挑刺法亦可用于治疗慢性疾病，如疳积、痤疮等。

（二）禁忌证

刺络放血疗法主要采用三棱针、皮肤针、针头等针具进行，治疗创伤面积较大，其刺激量较一般毫针针刺更大，故对治疗病证的选择相对要严格得多，要根据患者的体质、病情、部位确定禁忌证。

1. 体质

凡是体质极度虚弱、大汗、大失血、虚脱、癌症晚期出现恶病质及对针刺和出血极度敏感的患者不能采用刺络疗法。《灵枢·五禁》曰："形肉已夺，是一夺也；大夺血之后，是二夺也；大汗出之后，是三夺也；大泄之后，是四夺也；新产及大血之后，是五夺也。此皆不可泻。"夺者伤之甚也，五夺为气血津液大夺伤之证，凡属五夺的患者即使有外邪，亦不可采用泻法治疗。刺络放血疗法可大泻阳热瘀浊，亦可伤其气血，故体质极端虚弱、大汗、大失血、虚脱的患者禁用刺络之法治疗。

2. 病情

刺络放血治疗时应根据患者的病情选取恰当的刺络方法，对于病情特殊的患者应慎用和禁用刺络治疗，给予其他治法灵活处理。

（1）部分血液系统疾病：有凝血功能障碍、出血倾向及严重的下肢静脉曲张者严禁刺络。

（2）妊娠妇女胎前产后，尤其是有习惯性流产史者在孕期内谨慎刺络。

（3）不明原因的肿块、皮损处严禁刺络，防止造成疾病加重、转移或扩散。

（4）严重心、肝、肾功能损害者。

3. 部位

（1）各脏腑均不可刺络放血，操作时避免刺伤脏腑。《素问·刺禁论》曰："脏有要害，不可不察……刺中心，一日死，其动为噫。刺中肝，五日死，其动为语。刺中肾，六日死，其动为嚏。刺中肺，三日死，其动为咳。刺中脾，十日死，其动为吞。刺中胆，一日半死，其动为呕。"

（2）动脉血管及深层组织中的大血管禁刺，避免造成动脉夹层、动脉瘤等风险。

五、操作规范

（一）中医四诊收集病史资料，辨证施治

在进行刺络放血操作之前，需四诊合参，辨证论治。医者需通过中医四诊合参，详细掌握患者病史资料，通过分析、综合，辨清疾病的病因、性质、部位，明确邪正之间的关系，准确判断患者所患证候，然后根据辨证的结果，确定是否继续刺络放血治疗。

四诊合参与辨证论治是诊治疾病过程中相互联系、不可分离的两部分。四诊合参是辨证论治的前提和依据，辨证论治是治疗的手段和方法。四诊合参是认识疾病的过程，辨证论治是解决疾病的过程，两者结合是理论与实践相结合的综合表现，是中医开展临床工作的根本前提与基本原则。

（二）治疗前医患充分沟通

准确评估患者病情，确定刺络放血操作方案后，需向患者及家属详细交代患者的病情和治疗方法，耐心细致地告知刺络放血的目的、操作方法、注意事项、可能出现的不良反应和

处理方法，消除患者紧张情绪，减少其顾虑，争取患者配合，并让患者签署知情同意书。

（三）药品准备与器械检查

检查器械：治疗盘、酒精、碘酊、棉球、三棱针、梅花针、镊子、创可贴。

（四）遵守医疗卫生原则，严格执行无菌操作

（1）刺络放血操作前，医者应佩戴专用帽子、口罩，穿专用操作衣，并应保持整洁，按照七步洗手法严格进行手卫生，然后对拟刺络放血部位进行局部皮肤清洁。若需在有毛发的地方或毛发附近进行刺络放血，必要时进行操作前备皮剃毛。

（2）具体操作

1）络刺：是临床最常用，也是中医者普遍使用的方法，操作时针刺皮肤浅表层的络脉或孙脉，即是现代所讲的浅表静脉或毛细血管，目的是排出血管内聚集的很难参加血液代谢循环的瘀血。

2）经刺：《素问·缪刺论》中有载"今邪客于皮毛，入舍于孙络，留而不去，闭塞不通，不得入于经，流溢于大络，而生奇病也。夫邪客大络者，左注右，右注左，上下左右，与经相干，而布于四末，其气无常处，不入于经俞，命曰缪刺"。经刺法乃寻找病变经络的正经与络脉间结聚不通的地方进行放血治疗，使之畅通，避免邪气传入经隧，故疾病自愈。

3）赞刺：是一种频率高、快进快出的针法，当病灶面积较大或瘀堵较为严重时，常常要刺数针甚至数十针，本来就对针恐惧的患者如果仍用普通针刺法，更难以接受，这时就要尽量缩短针刺时间，提高放血效率。

4）豹文刺：常用于一些皮肤病，如风疹、斑疹、湿疹、牛皮癣、痘、疖、疣等。操作要领就是以病灶点为中心，前后左右散刺，故又称为围刺，刺血量的多少以放尽瘀血为准。

5）大泻刺：即以大开大泻为目的的放血方法，是用铍针将大量堆积的脓血疮疡通过划开皮肤排出体外，通常创面较大，严重疾病适宜使用此法，放血过程中严格把握消毒和无菌操作，尽量避免外界感染。

6）毛刺：是刺激量较小的放血方法，其点刺力度小，深度也最浅，通常只入皮不入肉，达到皮肤潮红即可，常用于面部痤疮、雀斑、黄褐斑、面瘫等，目前最常用的工具是梅花针叩刺。

7）缪刺：又称巨刺，体现了《黄帝内经》针灸理论中左病右治，右病左治的原则，这种刺法通过调整左右阴阳气血，以复归平衡，选取的穴位主要在四肢的末端，如落枕可以予以对侧下肢的绝骨穴刺络放血。

8）远道刺：经络整体来说是上下循行的，当某一条经络出现上实下虚或者上虚下实时，就会造成与它有关的横行支络堵塞不通，间接干扰了正经的气血运行，从而同样造成不通，治疗时一定要循经辨证，找到根本问题，施以放血法，这就是远道刺法的要领，如头痛予以足部太冲点刺放血。

（3）操作后，医者再次清洁局部皮肤，重复使用的刺络放血工具应先用清水或肥皂水清洗表面污迹，再用消毒剂或真空压力蒸汽进行器械灭菌，避免交叉感染。

（五）操作流程图（图10-1）

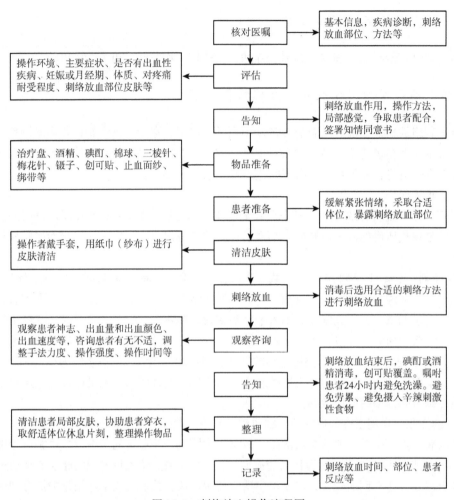

图10-1　刺络放血操作流程图

六、优势和注意事项

（一）优势

刺络放血疗法操作简便、副作用少，临床接受度高、适应证广，便于基层使用，值得临床推广普及。

（二）注意事项

（1）在操作前，要详细询问患者的病史，之前是否接受过针灸放血等治疗，是否有过晕针史，有无糖尿病病史，有无家族凝血障碍史，是否精神紧张，就诊时是否空腹，过饥、过饱都不宜施术，治疗前后应观测患者的生命体征。

（2）禁忌指征：口服抗凝药，凝血功能障碍，空腹状态，劳累过后，心理畏惧者或主动排斥刺络放血疗法者都属于禁忌范围，以免造成无可挽回的后果。

（3）医生的自我保护：医生作为操作者，应保持谨小慎微态度，严格按照外科手术无菌操作，注意必要的防护措施，如戴无菌手套、口罩、帽子等，妥善处理污染垃圾，避免交叉感染及职业暴露，防患于未然。

（4）放血部位消毒：消毒使用的是75%酒精或者聚维酮碘，用棉签或棉球蘸湿后，以针刺部位为中心，做环形涂擦，消毒的半径范围不小于5cm，消毒2~3次。

（5）出血量的控制：按照上文叙述的出血量评价标准，因人而异，"血尽乃止"也要有限度，应控制在50ml以内，以防发生失血性休克。

（6）止血措施：轻微出血可用干棉签或棉球压迫止血即可，如遇到血流不止者则要引起重视，使用止血面纱或绑带止血，严重情况下可能刺破了动脉血管，则要紧急结扎出血部位以上的血管。

（7）针孔保护：术后针孔处可用聚维酮碘等先行消毒，然后用创可贴贴敷。嘱患者24小时内避免洗澡，并注意针孔处不要接触到其他东西以免受到污染。刺络放血后的针孔比针灸后的针孔大得多，因此对创口的保护及愈合应格外重视，放血后要饮食清淡，忌食辛辣食物，以及牛肉、狗肉、海鲜等。

（8）医疗废弃物：使用过的镊子、火罐要进行严格消毒，确保符合医疗要求，针具尽量选用一次性的，放出的血液及使用过的手套、口罩等要按照医疗废物分类处理，避免二次污染。

七、可能出现的异常情况和防治方法

《灵枢》对刺络放血后出现的各种现象进行了详细、精辟的论述，既有正常反应，也有异常反应，也是现在刺络放血的各种临床表现，其论述也为现在所适用。

1. 昏倒、面色苍白、心胸烦闷

《灵枢·血络论》："刺血络而仆者何也……血出若多若少，而面色苍苍者何也？拔针而面色不变而烦悗者何也……脉气盛而血虚者，刺之则脱气，脱气则仆……阴阳之气，其新相得而未和合，因而泻之，则阴阳俱脱，表里相离，故脱色而苍苍然。刺之血出多，色不变而烦悗者，刺络而虚经，虚经之属于阴者，阴脱故烦悗。"脉气盛但血虚者，针刺时会脱气，气脱会出现昏倒、手脚发凉等，阴阳二气刚刚相合而尚未协调，此时用泻法针刺，会使阴阳耗散，表里相离，出现面色苍白的现象，刺络时出血较多，但面色不变而心胸烦闷，是由于刺络使经脉空虚，而空虚的经脉联属于五脏之阴，脏虚则阴虚，所以心胸烦闷、昏倒、面色苍白、心胸烦闷等多同时出现。立即停止操作，予以止血，让患者平卧，采取头低脚高位，监测生命体征，通常稍许即可慢慢恢复。

2. 血出喷射

《灵枢·血络论》："血出而射者何也……血气俱盛而阴气多者，其血滑，刺之则射。"血气俱旺，脉道中压力较高，经络中瘀滞较多，所以血行疾速，刺络放血时会血出如喷，应在安全范围内使瘀血尽出，通常出血后症状明显减轻，此为正常反应，多为郁滞较重，压力较高，刺破络脉后即喷射而出，血尽而止。《素问·刺腰痛》中记载："解脉令人腰痛如引带，常如折腰状，善恐；刺解脉，在郄中结络如黍米，刺之血射以黑，见赤血而已。"

3. 血色黑稠

《灵枢·血络论》："血少黑而浊者何也……阳气蓄积，久留而不泻者，其血黑以浊，故不能射。"阳气蓄积于血络之中，不能流通，血液久留，所以血颜色较深且稠，呈黑色，为刺络放血的正常现象，随着出血，颜色逐渐变成鲜红色即可。

4. 血质清稀

《灵枢·血络论》："血出清而半为汁者何也……新饮而液渗于络，而未合和于血也，故血出而汁别焉。"刚刚喝过水，水液渗入络脉，使血液稀释、浓度降低，针刺出血清稀，一般不宜多出血。同时可因局部组织水肿渗出而见此等表现。

5. 局部肿胀

《灵枢·血络论》："拔针而肿者何也……其不新饮者，身中有水，久则为肿。阴气积于阳，其气因于络，故刺之血未出而气先行，故肿。"书中论及此，谓内积有水气，留而不散，困滞在络脉，因针刺时先行于外，发为水肿。临床上多见因刺破血管内壁，血溢脉外而局部组织肿胀，可予以按压止血。

八、临床应用

（一）感冒

表现：高热、恶寒、全身酸痛、鼻塞、流涕等。

处方操作：可选取大椎穴刺络拔罐法治疗，于大椎穴行常规消毒，用三棱针点刺数下，后用大小适宜的火罐留罐，至局部不出血为度，治疗后嘱患者多喝温开水，注意保暖。

（二）睑腺炎

表现：以患侧眼睛多泪、红肿、疼痛，以及可见明显肿物及脓头等为特点。

处方操作：采用耳尖放血法，先选取患侧的耳尖穴，轻揉耳廓上部，使该部位发红充血，然后常规消毒，医者一手拇指和食指捏住耳廓上部，固定刺血部位，另一手用三棱针对准耳尖穴快速点刺，出针后双手轻挤耳尖周围，促进出血，待不再有血流出后，用干棉球压迫止血，每日1次，双耳交替进行。

（三）下肢复发性丹毒

表现：下肢局部出现边界清晰的水肿性鲜红斑，红肿表面可出现水疱，自觉灼热疼痛，严重者可有全身不适、寒战、恶心等症状。

处方操作：采用火针刺络放血法，于病灶附近处寻找到阳性血络，其特点为颜色较深，常呈紫红或紫黑色，血管充盈而高出皮肤，常规消毒后，用烧红的火针快速点刺阳性血络，每次选取2~3处，由于此处脉管压力较高，故出血量会较大，待血的颜色变浅接近正常时再止血，3日1次，1周为1个疗程。

（四）急性脑血管意外

表现：急性起病，表现为言语不利、肢体活动不利、偏盲、偏瘫、偏身感觉障碍，严重者甚至四肢瘫、脑疝、昏迷。

处方操作：头针配合并穴刺血，选取的穴位如百会、印堂、少商、中冲、涌泉、隐白等穴，三棱针点刺这些穴位，使出血数滴，左右侧肢体交替进行，每日 1 次，5 次为 1 个疗程。

（五）荨麻疹

表现：局部皮肤或全身出现散在风团，伴皮肤瘙痒，皮损呈鲜红色或苍白色，少数有水肿性红斑，风团大小和形态不一，发作时间不定，可融合成片。

处方操作：患者取俯卧位，取穴大椎、风门、肺俞、膈俞等，予以常规消毒后用三棱针点刺，然后留罐促进放血。严重的全身性风团可配合针刺曲池、合谷、血海、阴陵泉、三阴交等穴，体弱者轻刺激，体壮者重刺激，3 日 1 次，5 次为 1 个疗程。

（六）中风后偏瘫

表现：患者于中风后出现一侧肢体活动不利、肢体乏力、站立不稳、肌肉萎缩、偏身感觉障碍。

处方操作：患肢梅花针叩刺法，主穴选取肩髃、手三里、曲池、承扶、伏兔、梁丘、足三里、承山等穴，配穴为华佗夹脊穴，依据梅花针叩刺操作，操作时手腕用力，针尖垂直叩刺在皮肤上，一处反复数下，力度由轻到重，达到局部潮红充血或有少量血液溢出，5 日 1 次，5 次为 1 个疗程。

九、治未病

（一）失眠

失眠，中医古称"不寐""目不瞑"等，失眠病机可概括为阳不入阴，叶天士认为："久病气血推行不利，血络中必有瘀凝。"顽固性失眠患者往往病程长，瘀血阻滞心脑等脉络，营卫出入异常，阴阳失调，故失眠迁延不愈。

处方操作：可采用耳尖放血法，先选取一侧的耳尖穴，轻揉耳廓上部，使该部位发红充血，然后常规消毒，医者一手拇指和食指捏住耳廓上部，固定刺血部位，另一手用三棱针对准耳尖穴快速点刺，出针后双手轻挤耳尖周围，促进出血，用干棉球压迫止血，每日 1 次，双耳交替进行，对于严重者可于合谷、太冲、膈俞等穴进行放血。

（二）肥胖

中医素称肥人多湿，其多因脾虚不运，进而产生水湿、痰浊、气滞、血瘀等病理变化，刺血法可祛瘀通经，祛邪扶正，不仅能使三焦的阳气通达，而且能调动人体的内分泌、神经、免疫等系统功能，从而促进水湿、脂肪代谢，加速血液循环，从而起到良好的减肥效果。

处方操作：患者取俯卧位，取穴脾俞、胃俞、膈俞、足三里、阳陵泉等，予以常规消毒后用三棱针点刺，然后留罐促进放血。3 日 1 次，5 次为 1 个疗程。

十、名家经验

（一）徐汤苹刺络放血治疗中风经验

在刺络部位选择上，徐汤苹重视井穴，围绕十二井穴进行了大量研究，其选择井穴治疗中风，理论源于《针灸大成》引《乾坤生意》中"凡初中风跌倒，卒暴昏沉，痰涎壅滞，不省人事，牙关紧闭，药水不下，急以三棱针，刺手十指十二井穴，当去恶血"。徐汤苹的刺络放血法，在治疗中枢神经系统疾病，特别是中风时，强调井穴刺络放血的治疗作用。

（二）李祥农运用刺络放血法治疗痤疮经验

痤疮，俗称青春痘、粉刺，是一种慢性毛囊皮脂腺炎症，与饮食、情志密切相关，多发于青春期男女。李氏采用点刺大椎穴放血法治疗痤疮，具体操作：患者取坐位，头颈前倾充分暴露大椎穴，大椎穴常规消毒，使用小号一次性注射器针头快速局部点刺3~5下，后予以留置火罐放血，放血量3~5ml，每周2次，8次为1个疗程。

十一、古籍摘要

《黄帝内经》云："刺络者，刺小络之血脉也""菀陈则除之者，出恶血也"。

《灵枢·百病始生》："卒然多食饮，则肠满。起居不节，用力过度，则络脉伤。阳络伤则血外溢，血外溢则衄血。阴络伤则血内溢，血内溢则后血。"

《血证论》："瘀血在经络脏腑之间，则周身作痛，以其堵塞气之往来。故滞碍而痛，所谓痛则不通也。"

《古今医鉴》："凡起胀时，中有痘大而黑者，名曰痘疔……若疔少根窠红活者，可治，用根簪挑破疔口，吮去紫黑恶血""一女子年十五，两股间湿癣，长三、四寸，下至膝。发痒，时爬搔，汤火俱不解；痒定，黄赤水流，痛不可忍……戴人曰：能从余言则瘥。父母诺之。戴人以针磨令尖快，当以痒时，于癣上各刺百余针，其血出尽，煎盐汤洗之，如此四次，大病方除。"

《古今医鉴》："出血之治，亦不可常用，盖伤其本故也，目得血而能视，血少则目昏矣""令患人低坐弯腰，医以右手大指、中指横掐住两胯骨尖上，相平横过，中间脊骨掐处是穴，将牙花记住，用手按脊下二寸许，则上记牙花必跳动，是真穴……于动处……将针放斜，横刺入皮……慢慢勒破皮，然后再针，斜入横挑，过线勒断，白筋四、五条，出鲜血易治，出紫血难愈。"

十二、文献推介

蔡卫根，曹树琦，陈荷光. 2013.《黄帝内经》刺血疗法出血量探析. 浙江中医杂志，48（4）：242-244.

陈波，刘佩东，陈泽林. 2010. 刺血疗法临床研究文献分析. 中国针灸学会针推结合专业委员会成立大会暨针灸教育与腧穴应用学术研讨会论文汇编，长春：163-167.

陈思思，王朝阳，刘炜. 2011.《黄帝内经》刺络特色探析. 中华中医药杂志，26（12）：281-282.

龚信. 1997. 古今医鉴. 北京：中国中医药出版社.

黄伟. 2008. 刺络放血疗法的渊流与发展. 中国民间疗法，16（9）：3-4.

姜布平，王天禄. 1997. 刺络法治疗局部麻木证 62 例. 上海针灸杂志，16（1）：53-54.

马岩番，郭义，张艳军. 2001. 手十二井穴刺络放血对实验性脑缺血大鼠缺血区脑组织氧分压影响的动态观察. 上海针灸杂志，（1）：40.

张建斌，王玲玲. 2001. 对《内经》中病理性络脉的分析. 江苏中医，22（10）：43-45.

张建斌，王玲玲. 2001. 张从正刺络放血的理论和实践. 中国针灸，（4）：247.

张瑜，吴勋仓. 2005.《黄帝内经》刺络放血疗法探析. 陕西中医，26（7）：703-704.

张争昌. 2001. 刺血疗法临床应用撮要. 陕西中医，（6）：347.

第十一章 腹 针

一、定义

腹针是由薄智云教授创立的一种以先天经络系统为核心，通过针刺脐腹部特定穴位，从而调控全身脏腑气血，治疗疾病的针灸疗法。

二、历史沿革

神阙又名气舍、脐中、命帝、维会，是先天气之源流/后天气之府舍。神阙属任脉、冲脉之会，是气血阴阳之交会，《素问》曰"任脉者，起于少腹，直上贯脐中央""冲脉者，起于气街，并少阴之经。挟脐上行，至胸中而散"。本穴为中医导引法所推崇，强调向本穴发气导引，可激发先天之气，起到培元固本，回阳救脱之功。1993 年，薄智云教授首创性地提出"人体经络分为先天和后天两个系统"，并发现先天经络在脐腹部形成神龟分布模型。2008年国家标准《针灸技术操作规范 第 16 部分：腹针》《腹针穴位标准》颁布，标志着腹针疗法成熟。薄教授在长期临床实践过程中不断总结经验，于 2010 年著《腹针疗法》，从既往简单经验形成了理论专著，并阐述了腹针的机制："以神阙为轴心的腹部不仅有一个已知的，与全身气血运行相关的循环系统，还拥有一个尚被人们忽略的全身性高级调控系统。"薄教授于 2012 年编撰《腹针挂图》，将腹针疗法广泛普及运用于临床及群众保健，使针灸治疗得到壮大和发展。目前腹针疗法已推广至全球，先后成立了新加坡腹针学会、韩国薄氏腹针医学研究院、意大利腹针医学会、美国腹针学会等，在欧美及东南亚等 10 多个国家广泛运用。

三、基本原理

腹部是人体的重要部位，是五脏六腑之所居，脏腑功能正常与否决定了健康与否。腹针基于对腹部的局部刺激，产生浅表及深部脏器的双重刺激效果，收到显著的疗效。

（一）中医对腹部的认识

从中医的角度来看，腹部涵盖了中焦、下焦，承载脾、胃、肝、胆、肾等重要脏器。心虽位于胸中，气血源于脾胃，脉络于小肠，肺经则起于胃上口，下络大肠，因而五脏六腑皆与腹部有密切的联系。十二正经及奇经八脉中，循行于腹部的经脉有任脉、足少阴肾经、足阳明胃经、足太阴脾经、足厥阴肝经，带脉环腰脐而行，冲脉、阴跷脉、阴维脉亦行于小腹或腹前，且滑伯仁说"阴阳经络，气相交贯脏腑腹背，气相通应"，脏腑通过募穴与腹部密切相关，募穴是脏腑之气结聚的地方，脏腑与背俞穴、募穴相通，俞募是疾病的反应点及治疗疾病的重要部位。《灵枢·卫气》云"胸气有街，腹气有街，头气有街，胫气有街……气在腹者，止之背俞与冲脉于脐左右之动脉者"，指出经络中的"气街"有四，腹部为气之原路，刺激腹部可达到调整经气之功。

（二）神阙布气说与腹针的关系

胎儿时期，借助脐带从母体获得营养，也可认为脐为先天气之来源、通路，现代医学亦证实脐周血管网丰富，具有良好的药物吸收作用，因此，神阙形成于胚胎期的人体最早的气血系统，可能是后天经络系统的始基，因而腹针理论认为"人之先天，从无形的精气到胚胎的形成，完全依赖于神阙系统"，通过针刺肚脐周围对人体具有气血调控的作用。

（三）脐的形成与神阙的功能

脐带是胎儿从母体获得氧气、营养物质，排出代谢性废物的通道，内含两条脐动脉及一条脐静脉，随着胎儿出生后自身消化系统的工作，脐系统所具有的吸收消化作用逐渐退化。但脐周系统所具备的气血运行网络并未因此而消失，脐周血管与周围血管网络建立新的侧支循环，同时一部分由于功能原因形成组织闭锁或结缔组织索，仍具备良好的调节功能，以及强大的代偿功能，现代研究已证实婴儿脐带血中含有大量的干细胞，具有强大的组织代偿能力，可分化成人体的各种细胞，现已被运用于临床治疗白血病、再生障碍性贫血等多种疾病。因此以神阙为轴心的气血调节系统，可能是为人们所忽略的全身高级调控系统。

（四）中医对脐周的认识

中医对于触诊的研究历史悠久，对于腹诊具有充分认识，认识到腹部具有良好的诊断和治疗价值，其中腹诊多与脐周相关，因神阙系血脉之蒂、生命之蒂，俞根初曰："按腹之要，以脐为先。"脐位于腹部中央、身体正中，后为命门所对，为人体精、气、神所聚，与冲、任、督、带关系密切。同时对于脐部治疗论著颇丰，包含脐灸、敷脐、脐罐、脐部按摩等，均具有良好的疗效。从脐周局部解剖来看，腹壁的浅静脉在血流方向上以脐为界分为上、下两组，脐区腹壁浅静脉丰富、相连成网。同时腹壁有丰富的深淋巴管、神经网络等，为腹部的诊治提供了坚实的基础。且由于脐部无丰厚的皮下脂肪组织，便于药物局部的渗入与吸收，有利于中医脐部治疗。

（五）腹针对机体稳态的影响

中医学将人体视作有机的整体，身体任何一个局部均含有整体的气血经络，因此局部可以反映整体，同时局部也可以调治整体。从腹部的解剖结构上，腹腔内的主要脏器，腹壁的血管网、神经网络使得腹部优于其他部位成为诊治中心，同时也对腹针进行全身的调节提供了物质、结构基础。因此临床进行腹针治疗时所选取的角度、深度可刺激不同的层次，从而起到调节局部或整体的作用。同时腹部脏器与腹壁的距离及脏器局部投影点，是腹针治疗不可忽略的进针点。脏腑的分布合于后天八卦，《伤寒论》曰"伤寒六七日，结胸热实，脉沉而紧，心下痛，按之石硬者，大陷胸汤主之""心下痞，按之濡，其脉关上浮者，大黄黄连泻心汤主之"。将局部体表定位与脏腑病因相结合，且薄智云对于腹针多年的经验总结，传统的模糊定位，虽在解剖上存在差异，但在治疗上却有极佳治疗意义，对于腹针的进针点不能简单依从现代解剖。

随着国内外针灸研究的深入，针灸的作用机制主要包含以下几点：通过局部感受器接受刺激兴奋传导，传递至高级神经中枢，进而调节神经、内分泌系统，通过影响内源性阿片、乙酰胆碱和肾上腺素的生成与分泌过程，调节整体的功能。通过局部细胞刺激产生的生物电活动，产生如同涟漪效应，从第一级电活动传递至第二级进而调节内环境稳定系统。腹针具有针刺治疗的基础，其作用机制应包含传统针刺治疗。

四、适应证和禁忌证

腹针疗法具备传统针刺的优点，但因其进针部位的选择不同，掌握正确的适应证及禁忌证有利于临床应用，避免错误发生。

（一）适应证

腹针是借助调整脏腑的内在功能来治疗疾病，因此内在脏腑运化功能和人体正气的基础状态决定了针刺的疗效与适应证的选取。腹针适应证主要为内因性疾病，即内伤性疾病或久病及里的疑难病、慢性病。临床上大致可以分为以下几种。

（1）病程较久的脏腑疾病，如脑梗死后遗症、大脑动脉粥样硬化、心脏病、慢性肠炎、慢性胃炎、心律失常等。

（2）脏腑气机失调引起的急症，如眩晕、胆囊疼痛、内脏神经症等。

（3）急慢性痛症，如急性胃肠炎、肩周炎、腰椎间盘突出症、膝骨关节炎、腰扭伤、网球肘、落枕等。

（4）局部脏腑功能失调：肠易激综合征、肠炎、脂肪肝等可为腹针的适应证。

（二）禁忌证

（1）急腹症病因尚未明确，不宜进针，避免掩盖症状。

（2）急性腹膜炎、肝硬化、肝脾肿大、腹水形成、门脉高压及下腔静脉阻碍引起的静脉曲张、腹腔多发肿瘤、肠梗阻、妇女妊娠期均为禁忌证。

（3）肿瘤后期恶病质、久病身体极度虚弱、凝血功能障碍、糖尿病神经病变者慎施针。

（4）腹壁肌肉膨隆、局部肌肉紧张者谨慎进针。

五、操作规范

腹针操作前严格地进行腹部体格检查，通过触诊判别肝、脾是否肿大，有无压痛点，腹肌是否紧张，是否存在严重的肠腔积气。同时可以通过腹诊判断腹部是否存在反应点、局部皮下有无结节，必要时可以进行腹部摄片协助诊疗，进针前应根据患者的体形、腹部皮下肌肉及脂肪厚度、病气的深浅、疾病虚实状况等选择进针的深浅、针具的长短及手法的补泻。

（一）针具的选择

临床常用针具为 1~2 寸，对于体形壮实、肌肉丰厚或腹壁脂肪较厚者，应选用 1.5~2

寸针具，短针无法刺激深部。普通人体形均等者，选用 1～1.5 寸针具治疗。体形瘦削、腹壁肌肉薄脆者，选用 1 寸针具操作即可，避免操作时进针过快，较易刺穿腹壁脏层。

（二）进针的深度

选定针具后，操作时进针深度也因操作目的及刺激层次不同而异，同一组穴位可因进针的深浅不同而起到不同治疗作用，故操作时将进针层次由表及里分为天、人、地三部。对于病程短或病邪在表者，浅刺天部；病程虽长，邪气未及脏腑仍留恋半表半里者，针刺深度在人部；病程长，邪深入脏腑者，深刺及地部。上述为常规操作，对于临床运用则不应死板，如急性腰扭伤、腹痛，通过针刺深部多能当场起效，故临床应用时应灵活选择。

（三）针刺的手法

腹针操作对于得气不过分强调，当针尖抵达深层次，仍未出现得气感，只宜采用捻转调整或缓慢提插的手法，避免传统针刺大幅度摇针提插，避免刺伤内脏。且腹针操作多采用候气、行气、催气三部手法。进针后，停留 3～5 分钟谓之候气；再局部捻转使产生针感，谓之行气；再隔 5～10 分钟行针 1 次加强针感，使之向四周或远处扩散谓之催气，留针 30～50 分钟即可起针。同时操作手法应依据病情虚实进行选定，虚证手法宜轻缓、避免过度提插，实证可以适当地加大频度、力度。

（四）常用的针刺法

腹针操作除常用毫针刺法外，亦可拓展施用三角针、三星法、梅花刺、天地人刺等不同的针刺方法，以加强治疗作用。

1. 三角针

三角针是以主穴为顶点向上或向下各距 3～5 分，分别再刺两针使三针形成等腰或等边三角形的针刺方法。这种针法适宜于症状比较局限的疾病，如膝关节疼痛、局部关节疼痛等。针与针之间的距离可根据病变区域大小制订。

2. 三星法

三星法即以主穴为中心点，在向上下或左右距主穴 3～5 分处各选一穴或以神阙为中心呈放射性排列，每穴各刺 1 针，以加强局部经穴刺激。这种针法适用于带状或片状的局部疾病，如带状疱疹、湿疹等。

3. 梅花刺

梅花刺是以主穴为中心，上下左右"十"字排列，距主穴 3～5 分处各刺 1 针，共 5 针，使针阵如梅花。这种针法相较于三星法刺激面积更大，强度更强，适宜于病情较重且病程较长的患者。

4. 天地人刺

天地人刺是以主穴为中心，同时刺入三针，将三针分别刺入天、人、地三部，这种刺法可以有效刺激不同层次的经络气血，达到更佳的刺激效果。

（五）治疗前的检查准备

1. 检查

（1）详细询问病史、现病史，掌握患者基本信息。

（2）进行详细的体格检查，对局部腹部反应点进行探测，结合病史，明确诊断，告知患者操作流程、注意事项及可能发生的意外，征得患者知情同意。

（3）依据触诊及经验判定合适的穴位及针刺深度，用不同的颜色对穴位的进针深度进行标记。如黑色标记的穴位进行深刺，红色标记的穴位进行中刺，蓝色标记的穴位进行浅刺，或依据临床具体情况进行区别。

（4）根据患者的体形、疾病的病位选择针具和操作手法。

2. 准备

准备器物：治疗盘、针灸针、弯盘、聚维酮碘或酒精、艾灸条、棉枝，必要时备屏风。

（六）治疗时的体位

腹针治疗时，患者应采取仰卧体位，四肢放松，双下肢伸直或半屈曲。

术者依据操作习惯进行站位，并对局部进行消毒，注意过程中的保暖及隐私保护。

（七）操作流程图（图11-1）

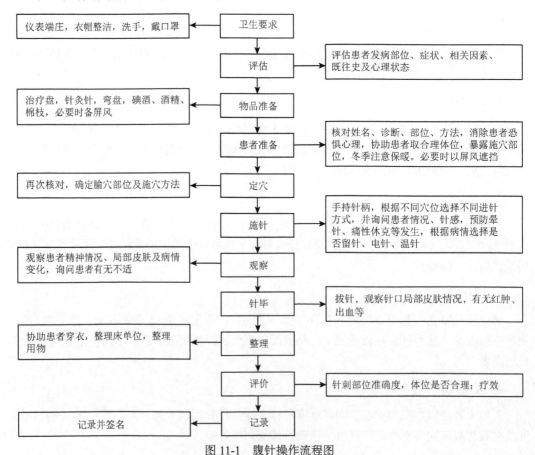

图11-1 腹针操作流程图

六、优势和注意事项

（一）优势

腹针具有传统针刺操作的优势特点，即无痛、安全、高效等。

（1）无痛：腹针操作上相较于传统针刺末梢神经产生的疼痛较为轻微，更有利于恐惧疼痛的患者进行操作。

（2）安全：虽腹针操作位于局部腹壁，但熟练操作发生风险概率极小，张维等临床研究证实了腹部深刺操作的安全性。

（3）高效：腹针通过局部的神经网络及脏腑直接刺激作用，对于脏腑的调节作用多能取得良好疗效，对于痛症疗效尤为显著。

（二）注意事项

（1）在治疗过程中，应随时观察患者的反应，及时询问患者有无不适，若有不适，应及时进行调整，以防止发生意外事故，操作时注意避风保暖。

（2）避免过饥、过饱、剧烈运动后操作，操作前嘱患者排空膀胱。

（3）操作时避免室内外温差，注意腹部保暖，操作后注意避风，叮嘱患者2小时内避免洗澡。

七、可能出现的异常情况和防治方法

腹针治疗时，常见针刺意外有出血及皮下血肿，甚至刺伤内脏。

1.出血及皮下血肿

预防及处理：操作时避开腹部表面血管，尽量避开腹部深层血管，操作时应缓慢进针，若出现剧烈疼痛及搏动感，应退针，重新进针操作。对于起针时发现出血的穴位，当使用无菌干棉球进行局部压迫止血，对于凝血功能障碍者告知治疗风险，谨慎操作。

对于小面积皮下瘀血，多不需特殊处理，血肿颜色逐渐变浅，在3~7天自行吸收。对于出血瘀斑较大，及时于操作后24小时内加压冷敷促进凝血，24小时后进行热敷及按揉促进瘀血消散。

2.刺伤内脏

刺伤内脏是腹针操作最严重的意外，轻微者表现为腹部微疼、腹肌不紧张，严重者在操作后出现腹内感染、低血容量性休克。

预防及处理：对于针具的选择是避免针刺伤发生的重要环节，同时于针刺过程中避免剧烈行针，对于消瘦、肌肉薄脆者，避免过度进针。对于毫针针刺出现的内脏刺伤，注意密切观察生命体征，注意患者休息，避免剧烈运动，轻微伤在休息后多能自行缓解。对于刺伤深层血管，造成出血量多，表现为腹痛剧烈、腹膜刺激征阳性者，需要送往急诊治疗。对于针刺引起的腹内感染，应按急腹症处理。

八、临床应用

（一）感冒

感冒是因外邪侵袭人体肌表引起的以鼻塞、流涕、打喷嚏、头疼、周身酸痛、恶寒高热为主要表现的病证，全年均可发生，以冬春季多见，病程一般 7 天。

处方：主穴取中脘、下脘下（在下脘穴下 5 分处）、双滑肉门、双上风湿点、下脘。配穴：①体弱多病，反复感冒者，加气海、关元、双气穴。②风热感冒，咽喉肿痛者加针刺中脘下。③咳嗽白黏痰多者加刺下风湿点。④痰黄稠多者加双大横、天枢。⑤感冒鼻塞重、头昏沉、鼻分泌物多者加针中脘上。

针刺深度：滑肉门、中脘、下脘下、下脘、双上风湿点等穴宜浅刺或中刺。病情较重者可于中脘深刺。气海、关元、大横中刺或深刺。中脘下、中脘外上浅刺。每日 1 次，3～5 天为 1 个疗程。风寒感冒者宜加用艾灸增加疗效，同时嘱咐患者饮食调护。

（二）慢性胃炎

慢性胃炎多由饮食不节或不洁、过度吸烟、精神刺激等引起，表现为腹胀、反酸、胃痛等。

处方：中脘、气海、关元、下脘、双天枢。

针刺顺序：中脘→下脘→气海→关元→天枢。

辨证加减：消化不良者加右侧天枢下；便秘者加左侧天枢下、大横；属寒证者加神阙温灸或隔姜灸。

针刺深度：中脘、气海、关元、下脘等穴宜浅刺或中刺。病情较重者可于中脘深刺。双天枢中刺或深刺。每日 1 次，7 天为 1 个疗程。

（三）头痛

头痛是常见临床症状，发生于多种急慢性病过程中，其病因病机极为复杂，可分为外感性头痛与内伤性头痛两大类型。

处方：中脘、阴都；或中脘梅花刺、阴都采用三星法。

辨证加减：外感头痛，加双滑肉门、双上风湿点。血虚头痛，加气海、双天枢。瘀血头痛，加气海、关元、双滑肉门。

针刺深度：中脘、阴都等穴宜浅刺或中刺。病情较重者可于中脘深刺。每日 1 次，3～7 天为 1 个疗程。

（四）颈椎病

颈椎病是指颈椎退行性改变，发病的主要原因是由于髓核脱出或突出纤维环，挤压神经，表现为局部颈背疼痛、活动受限，上肢无力，手指发麻，头晕，恶心，呕吐，甚至焦虑、心动过速等。

处方：主穴取中脘、关元。配穴取双商曲、双滑肉门、气海。

针刺深度：中脘、关元等穴宜选用浅刺或中刺。病情较重者可于中脘深刺。每日 1 次，3～

7 天为 1 个疗程。

九、治未病

（一）不寐

不寐是指入睡艰难，时寐时醒，睡眠浅，甚则彻夜不眠，严重影响正常工作、生活，依据辨证主要分虚、实两端。

主穴：中脘、下脘、气海、关元、滑肉门、双上风湿点。

配穴：实证，属肝郁化火者加双下风湿点；属痰热内扰者加双外陵、左大横。虚证，属肾阴不足者加左商曲、左气穴；属心脾两虚者加双商曲、双气穴。

针刺深度：中脘、下脘、双上风湿点等穴宜浅刺或中刺。气海、关元、滑肉门可中刺或深刺，病情较重者可于中脘深刺。每日 1 次，3～7 天为 1 个疗程。

（二）过敏性鼻炎

过敏性鼻炎又称变态反应性鼻炎，中医学称为鼻鼽，是以鼻腔黏膜充血、肿胀、肥厚为主要病理特征，表现为鼻痒、打喷嚏、流清涕、鼻塞的过敏性疾病。

主穴：中脘、下脘、双上风湿点下、中脘上 4 分旁开 2 分。

配穴：体虚久病者加刺气海、关元。反复发作者加双气穴。

针刺深度：中脘、下脘、气海、关元中刺或深刺。双上风湿点下中刺，中脘上 4 分旁开 2 分选不同程度浅刺。每日 1 次，3～7 天为 1 个疗程。

（三）落枕

落枕是多见于成年人的急性单纯性颈项强痛，活动受限的一种病证，又称颈部伤筋。本病多由于睡觉时颈部位置不当，风寒侵袭所引起。部分病例可因颈部轻度扭伤引起。

处方：中脘、患侧商曲、患侧滑肉门。

针刺顺序：中脘→患侧商曲→患侧滑肉门。

辨证加减：颈项双侧疼痛者加健侧商曲（浅刺）、健侧滑肉门。颈项后正中疼痛者加下脘（浅刺）、健侧商曲（浅刺）。

针刺深度：中脘、患侧商曲中刺或浅刺。患侧滑肉门中刺或深刺，必要时可加用艾灸治疗。每日 1 次，3 天为 1 个疗程。

十、名家经验

牛庆强教授以腹针治疗神经根型颈椎病，以天地针（即中脘、关元）、商曲、石关、滑肉门为主穴，配穴取下脘、上脘，有效率达 97.3%。

王丽平以腹针治疗脑血管病后痉挛性瘫痪，取穴：以中脘、下脘、气海、关元为主穴加瘫痪侧滑肉门、外陵、上风湿点、上风外点、下风湿点、下风下点，患者肢体活动明显改善，有效率达 73.3%。

十一、古籍摘要

《针灸问对·卷之中·十四法》："热气因于针，则针热，热则肉着于针，故坚焉。兹谓转紧缠针，与经不同。十弹补写之，如气不行，将针轻轻弹之，使气速行，用大指弹之，像左补也。用次指弹之，像右写也。每穴各弹七下，故曰弹以催气。十一盘如针腹部软肉去处，只用盘法，兼子午捣臼提按之诀。其盘法如循环之状，每次盘时，各须运转五次，左盘按针为补，右盘提针为写，故曰盘以和气。如针关元，先刺入二寸五分，退出一寸，只留一寸五分，在内盘之。"

《医学纲目·卷之七·阴阳脏腑部·刺灸通论》："多逢刺禁，既论脏腑虚实，须向经寻。原夫起自中焦，水初下漏，太阴为始，至厥阴而方终，穴出云门，抵期门而最后。正经十二，别络走三百余支，正侧偃伏，气血有六百余候。手足三阳，手走头而头走足，手足三阴，足走腹而胸走手。要识迎随，须明逆顺。况夫阴阳血气，多少为最；厥阴太阳，少气多血；太阴少阴，少血多气。又有气多血少者，少阳之分；气盛血多者，阳明之位。先详多少之宜，次察应至之气。轻滑慢而未来，沉涩紧而已至。"

《灵枢》："足阳明之脉，从乳内廉下挟脐，入气街中""其着于阳明之经，则挟脐而居，饱食则益大，饥则益小""胃中热，则消谷，令人悬心善饥，脐以上皮热。肠中热。则出黄如糜，脐以下皮寒。胃中寒，则腹胀；肠中寒，则肠鸣飧泄。胃中寒，肠中热，则胀而且泄；胃中热，肠中寒，则疾饮，小腹痛胀"。

《素问》："人有身体髀股胻皆肿，环脐而痛，是为何病？岐伯曰：病名伏梁，此风根也。其气溢于大肠，而著于肓，肓之原在脐下，故环脐而痛也。"

《厘正按摩要术》："脐通五脏，真神往来之门户也，故名神阙""夫脐之凹也，是神气之穴，保生之根"。

《难经·六十六难》曰："脐下肾间动气者，人之生命也，十二经之根本也，故名曰原。"

李东垣曰："凡治腹之募，皆为原气不足，从阴引阳，勿误也""六淫客邪，及上热下寒，筋骨皮肉血脉之病，错取于胃之合及诸腹之募者，必危"。

《经络全书·六十二脐》："（神阙穴之分也，又名为气舍。）属任脉、冲脉之会（《素问》曰：任脉者，起于少腹，直上贯脐中央。又曰：冲脉者，起于气街，并少阴之经。挟脐上行，至胸中而散）。又属足少阴肾经、太阴脾经（《灵枢》曰：热病挟脐急痛，胸胁满，取之涌泉。涌泉，足少阴之井穴也，又曰：足太阴之筋，上腹，结于脐）。"

十二、文献推介

陈国熙. 1982. 腹部外科的形态学基础. 福州：福建科学技术出版社.

郝金凯. 1964. 针灸经外奇穴图谱. 西安：陕西人民出版社.

陆瘦燕，朱汝功. 1965. 针灸腧穴图谱. 上海：上海科学技术出版社.

麻仲学. 1989. 中国医学诊法大全. 济南：山东科学技术出版社.

上海市医学科学领导小组针麻办公室，中华医学会上海分会. 1977. 针刺针麻临床和原理研究资料选编. 上海：上海人民出版社.

沈小峰，胡岗，姜璐. 1987. 耗散结构论. 上海：上海人民出版社.

田合禄，田蔚. 1991. 生命与八卦—医易启悟. 太原：山西科学技术出版社.

肖淑春. 1988. 现代针灸文献精粹（针灸文献 1980-1986）. 北京：中医古籍出版社.

肖淑春，王振坤. 1992. 现代针灸文献精粹（针灸文献 1987-1990）. 北京：中国中医药出版社.

第十二章 中药外敷

一、定义

中药外敷疗法是将鲜草药捣烂成泥或将药用饮片加水、酒、醋、蜜、麻油等介质调和成糊，涂敷于患处局部或穴位上，以达到治疗疾病的目的。本法操作简便，药材易得，效果显著，是常用的临床中医外治法之一。

二、历史沿革

中药外敷源于自然，起于生药的运用。史前人类因生产力及科学技术落后，医药体系尚未形成，在日常劳作及部落斗争中，伤病迫使人类探索各种治疗手段，发现某些植物外敷可以改善局部症状，促进伤口愈合，便口传心授形成了最初的中药外敷。随着生产力的发展及医药体系的形成，在既往经验及中医药理论指导下，中药外敷从简单的经验成为有规可循的学科。其中理论典籍《黄帝内经》中就有"内者内治，外者外治"的指导思想记载。外科专著《刘涓子鬼遗方》记载了中药外贴治疗骨伤科疾病。晋代《肘后备急方》记载了真丹涂身治疗伤寒、蜈蚣膏敷治疗霍乱等外敷治疗急症的经验，唐代孙思邈于《备急千金要方》《千金翼方》广泛罗列了前人的经验，记录了大量的中药外治验方，如乌梅外捣、桑白皮贴敷、蜘蛛网外敷治疗金创出血，王焘于《外台秘要》记录了当时常见的柳絮外敷止血方法，药学著作《本草纲目》中对于中药外敷可谓是极其详尽，各药运用均有详列。清代赵学敏的《串雅外编》第二卷专题介绍了简、便、验、廉的民间中药外敷疗法。《理瀹骈文》中外用方达5000余首，载有薄贴法、湿热疗法、水疗法、蜡疗法等30余种外治法，同时期邹存淦的《外治寿世方》对外治法也有所贡献。新中国成立以后，国家对于古籍的重视及挖掘，使得中医外治法得到广泛的开发与普及。

进入21世纪，得益于医学科学技术的发展，中医药的科学内涵得到了深入的探索，中药外敷疗法以其纯天然的独特性得到认可，显示出广阔的运用前景。

三、基本原理

中药外敷疗法的理论与中医其他疗法类似又不同，其类似点：两者均以中医药理论为前提，吴师机论及外治法内涵："外治之理即内治之理，外治之药亦即内治之药，所异者法耳。"可知内、外治法中的理论、方、药三者多相同，其不同点：外治法因其给药途径特殊，在药物用量及药物配伍方面具有差异性，如附子内服多为10～15g，外用则可达到200g。中药外敷疗法的作用机制，与经络学说相关，经络是人体结构的重要组成部分，将机体内外表里紧密联系起来，同时经络理论中的皮部，对于药物外敷具有特殊的运用价值，运用十二皮部的分经归属，可以指导药物外敷部位的选择，如前额头痛，可以选择胫骨前外敷药物。同时中医药理论可以很好地阐述外敷的功效，如汗法以解外在表邪为主，经言"其在皮者，汗而发之"，机体遭受风、寒、暑、湿、燥、火侵袭于肌表，邪气凝聚于外，运用中药外敷疗法贴敷局部，可通过药物直接的刺激，以扩张毛孔，调节营卫，疏邪于外，恢复机体邪正关系，从而达到治疗的效果。

近代临床及动物实验研究证明，皮肤表面细胞间具有大量的孔隙、毛囊和汗腺管口，药物中的水溶性物质可以通过孔隙进入体内，脂溶性物质充分借助细胞的亲脂性进入细胞内，同时表皮所含的丰富的毛细血管网及神经细胞可以为药物所刺激，产生一系列反应，进而起到调控的效用。

四、适应证和禁忌证

穴位贴敷，凡临床各科内外诸疾皆可疗之，而且疗效显著。凡内治可疗之诸疾，皆可以用贴敷治之，病种涉及呼吸、循环、消化、泌尿、神经、内分泌等各内科系统和鼻、咽、口腔、五官及妇、儿科的疾病。

（一）适应证

（1）呼吸系统疾病：如气管炎、慢性阻塞性肺疾病、支气管哮喘、胸膜炎等。
（2）心脑血管系统疾病：如冠心病、偏瘫、眩晕、高血压、中风等。
（3）消化系统疾病：如消化不良、慢性胃肠炎、胆囊炎、胃溃疡等。
（4）泌尿系统疾病：如肾炎、水肿、尿潴留、遗尿、尿路结石等。
（5）外科疾患：痈疽、褥疮、红丝疔、丹毒、软组织炎、前列腺炎、腱鞘炎、腱鞘囊肿、鞘膜积液、急性乳腺炎、乳腺增生病等。
（6）骨伤科疾病：颈椎病、肩周炎、腰椎病、膝关节疾病、扭伤等。
（7）危急重症：如昏迷、休克、中风、高热等急危重症的辅助抢救方法之一。
（8）肿瘤：子宫肌瘤、脂肪瘤、神经鞘瘤、肿瘤化疗后神经毒等。
（9）儿科病：如小儿发热、小儿泄泻、小儿肺炎、小儿鼻炎、小儿夜啼、百日咳、扁桃体炎、麻疹、腮腺炎等。
（10）妇产科病：如月经不调、痛经、带下、妊娠呕吐、子宫内膜异位症、产后腹痛、子宫脱垂等病。
（11）保健：正常人养生保健、益寿延年、治未病。

（二）禁忌证

（1）禁用部位：对于眼部、乳头、阴部、小儿会阴部、新生儿肚脐、阴囊部等，禁用此疗法，要严防毒性及强烈刺激性药物误入口腔、鼻腔和眼内。对于面部、关节活动部和大血管附近的穴位，不宜用刺激性太强的药物进行贴敷，以免灼伤遗留瘢痕，影响容貌或活动功能，尤其是过敏体质患者。
（2）禁用对象：对妊娠妇女、对贴敷疗法有恐惧心理者，尽量不用药物贴敷疗法，以免引起意外医疗事故。对于体弱者，一般不使用药力峻猛的发疱药物。有明确中草药过敏史者，慎用贴敷疗法，若根据病情需用者宜密切观察用此法后患者的反应。妊娠妇女的腹部、腰骶部及某些特殊的穴位如合谷、三阴交等处不宜采用中药贴敷治疗，有些药物如麝香等，妊娠妇女禁用，以免引起流产。

（3）禁用病证：疮疡已溃形成瘘管，大面积烧伤或严重感染的皮肤局部，不使用药物外敷疗法。对于糖尿病患者，注意药膏的软硬度、药物的温度及药物的刺激性。

五、操作规范

（一）术前沟通

术前应详细掌握患者信息，明确辨病辨证，同时告知患者操作目的，以及操作时可能发生的意外及处理方法，征得患者同意。

（二）用物准备

准备治疗盘、生理盐水或酒精棉球、药物、调和剂（如麻油、饴糖、水、蜜、凡士林等）、油膏刀、无菌棉垫或纱布、棉纸、胶布或绷带。

（三）操作程序

（1）备齐用物，核对患者信息，按七步洗手法清洁双手，执行相应卫生操作。

（2）协助患者摆好体位，暴露患处，注意保护患者隐私。

（3）将鲜药、药粉及赋形剂混匀，调和成糊状。

（4）使用生理盐水清洁皮肤，必要时使用酒精消毒。

（5）根据敷药面积（肿疡敷药面积应超过红肿范围，瘀青处于创面敷药即可），制作合适的贴膏，厚薄均匀适中（肿疡厚度宜厚，疮痒宜薄）。

（6）将贴剂覆盖于患处，以胶布或绷带固定。

（7）敷药后嘱咐患者观察局部情况，若出现烧灼、瘙痒、红肿加重等过敏现象，应立即停止，并告知医师。

（8）协助患者穿衣，整理床单位。清理用物，归还原处。

（四）操作注意事项

（1）皮肤严重过敏及大面积外伤者慎用。

（2）敷药时注意依据患者病情，制作适宜厚度的贴膏，注意厚薄均匀，面积适宜。

（3）对有头疽或肿疡成脓阶段，贴膏中间留圆孔，围敷肿疡四周，以箍围肿势，促进脓毒透出，避免内陷。

（4）冬季使用膏贴时可适当加热，避免受凉。

（5）对于局部有感染或感染倾向者，可先用过氧化氢溶液或聚维酮碘消毒后再施药。

（6）对于大面积患处，每次贴敷不宜过多，避免刺激过强，患者不能耐受。

（7）药物敷脐时，首先应将脐部擦洗干净后再贴敷。刺激性大的药物或有脐病者或脐部感染者禁用。热敷时，要注意温度不宜过高，以免烫伤皮肤。对于温阳类及活血化瘀药可适当使用红外线照射,以促进血液循环。

(8)外敷后,局部出现轻度热、凉、麻、痒属正常现象,如有烧灼或针刺样剧痛,难以忍受时,应提前揭去药物,予以清洗患处,必要时对症处理。

(9)外敷药物不可内服,应明确标注外用标示,避免不慎服用。

(10)婴幼儿皮肤薄嫩,避免使用刺激性药物,敷药时间适当缩短。

(11)外敷方中有部分验方含有马钱子、雄黄、斑蝥、铅丹、甘遂、黄丹、巴豆、轻粉、木鳖子等毒性药物,使用时应控制用量,避免使用脂溶性介质,减少皮肤吸收,防止发生中毒反应。

(12)药物外敷后4小时内不宜洗冷水澡,避免剧烈运动。药物外敷期间注意饮食清淡,避免辛膻发物,如牛羊肉、虾蟹及其他辛辣煎炸食物。

(五)操作流程图(图 12-1)

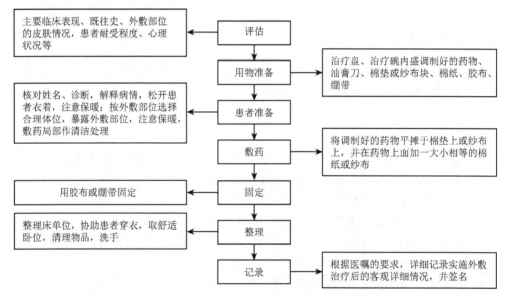

图 12-1　中药外敷操作流程图

六、优势和注意事项

(一)优势

中药外敷疗法应用范围广,治法简便,经济实用,疗效卓著,副作用少。尤其是在内、外、妇、儿科的某些危重病如口噤不能服药,或患儿因幼小难于服药,以及久病体虚、攻补难施之时,医生如能选用中药外敷疗法,定能开阔思路,提高疗效,使无数生命垂危的患者起死回生,化险为夷。归纳起来中药外敷疗法有如下几个优点。

1. 适应证广

中药外敷疗法经诸多医家长期的医疗实践,积累了大量验方,于内、外、妇、儿、五官各科病证均有运用。可单独运用收到良好的功效,或配合内服及其他外治法同时治疗。特别是对各种单纯性疾病或病情较轻的疾病初期阶段，中药外敷疗法完全可以起到主治作用。

2. 方法简便

中药外敷疗法源于生活，药材随手可得，制备工艺简单，于家庭及户外运用尤为适宜，对于急症初期简单处理极其便利，容易掌握。

3. 疗效迅速、可靠

中药外敷治疗咽痛、疮疡、腹痛、腹泻等急性病多能迅速改善症状，疗效迅捷，对于腰背痛、哮喘、慢性咳嗽等慢性病疗效肯定，配合内服药物可起到良好效果。

4. 经济负担轻

中药外敷疗法所用的药物较简单，大多是常用的中草药，药费低廉，能减轻患者经济负担，又可节约药物。

5. 安全、副作用少

由于中药外敷疗法外施于体表，不需内服药物，不经胃肠道吸收消化，随时可观察到局部反应，如有不适，可立即将药物撤除，且长期经验积累，药量及用法得到验证，所以副作用少，发生毒性反应的概率低。本法稳妥安全，不易发生生命危险，因此《理瀹骈文》说："外治法治而不效，亦不致造成坏证，犹可另息他药以收效，若内服不当则有贻误病机之弊。"

（二）注意事项

中药外敷疗法虽然具有上述很多优点，但是在辨证施治时，必须注意如下几点。

1. 必须辨证论治

中药外敷疗法与内治法一样，必须认真辨证施治，寻找出疾病的根本病因和病机，抓住疾病的本质，进行最根本的治疗，才能收到较好的疗效。

2. 及时处理不良反应

中药外敷疗法为加强疗效常使用刺激性较大或有毒药物治疗，对皮肤有刺激性，有时会引起皮肤红肿、发痒、灼热，甚至起疱疹等不良反应，应及时发现，予以停止治疗、清洗局部等对症处理。为了有效地减少上述不良反应的发生，在施术前宜详细了解患者的全身情况，并询问药物过敏史和孕育生产史等，然后根据病情施术。

3. 严格选择适应证

中药外敷疗法虽能治疗许多疾病，而且疗效较好，但是对某些病情凶险、来势急骤、证候复杂的危重患者，或一时难以确诊而无法立即施术者，不宜使用。

七、可能出现的异常情况和防治方法

1. 中毒

外敷药物多用量较大且含有毒麻作用，不可内服。配制好的药物，须明确标示，专人保管，放置于不易接触位置，谨防儿童误食。同时对于毒性药物如斑蝥、洋金花、砒石等，用量应慎重，避免长时间使用，对于黏膜等组织避免使用，以防止过量吸收致中毒。

2. 疼痛

应在治疗前告知患者，治疗过程中，敷药处出现热、凉、麻、痒、蚁行感或轻度刺痛属正常现象，无须进行特殊处理。如出现严重烧灼感或针刺样剧痛，难以坚持，应提前揭去药物，观察局部皮肤情况，必要时予以对症治疗。同时对于婴幼儿、年轻女性、肌肤敏感者治疗时应适当减少贴敷时间。

3. 水疱

水疱是敷贴常见皮肤症状，多由药物刺激引起，临床有以刺激性药物如斑蝥、白芥子、毛茛、花椒、大蒜等掺入药粉增加治疗效力，使皮肤充血、发热更加明显，达到更佳的防病治病的目的。在治疗前应征得患者同意及配合，同时告知发疱为可能情况及处理方法，对小水疱多不需特殊处理，可涂以聚维酮碘或烧伤膏，待其吸收。水疱较大者可用消毒针头挑破，抽出水液，然后涂以聚维酮碘溶液，外用消毒敷料覆盖，注意保护创面皮肤，多在1周内愈合。

4. 过敏

过敏也是药物贴敷过程中常见现象之一。轻者表现为局部皮肤瘙痒、色赤、丘疹或水疱，重者可出现局部溃烂。主要因药物或胶布刺激皮肤所致。轻度过敏者，可适当缩短每次贴敷治疗时间或延长两次治疗的间歇时间。夏季天热出汗多，尤其应当注意。对胶布过敏者，可改用纱布、绷带固定。

5. 感染

中药外敷导致局部感染概率极低，多因药物处理不当，导致杂质刺破肌肤，或使用大量刺激性药物引起局部破溃。如贴敷后不慎引起局部损伤者，须及时消毒处理，保持创面干洁，防止继发感染。一旦有感染发生，及时就医，对症处理。贴敷药物制备过程中应严格控制各药物比例，以及认真处理药物，避免尖锐物质刺伤皮肤，同时使用时及时叮嘱患者密切观察皮肤情况，若有不适，及时处理。

八、临床应用

（一）胃脘痛

胃脘痛是临床上常见的一个症状，多见急、慢性胃炎，胃十二指肠溃疡，胃神经症，也见于胃黏膜脱垂、胃下垂、胰腺炎、胆囊炎及胆石症等。

方药一

主治：寒性胃痛。

处方：生姜90g，面粉30g，花椒30g。

用法：将上药切细末，入锅炒热，以纱布包裹，外敷于疼痛处，每日换药1次，3天为1个疗程。

方药二

主治：气滞型胃脘痛。

处方：木香 20g，延胡索 15g，桃仁 15g。

用法：将上药研成细末，以白酒调成糊状，敷于胃脘部，可加用红外线灯照射，每日换药 1 次，3 天为 1 个疗程。

方药三

主治：火热型胃痛。

处方：山栀子 40g，生姜 20g。

用法：将山栀子和生姜捣碎研烂，再用清水调成糊状，取适量敷于胃脘部，每日换药 1 次，3 天为 1 个疗程。

方药四

主治：胃热作痛。

处方：青黛、大黄、黄连各 15g。

用法：将上药研成细末，以清水调成糊状，敷于胃脘部，每日换药 1 次，3 天为 1 个疗程。

方药五

主治：寒性胃痛。

处方：香菜 50g，葱头 30g，大蒜 20g，生姜 15g。

用法：将上药和匀捣烂，热锅蒸 10 分钟，趁热以布料包裹，热敷于胃脘部，每日换药 1 次，3 天为 1 个疗程。

方药六

主治：久寒胃痛。

处方：川乌、草乌各 15g，白芷、吴茱萸各 20g。

用法：上药研末，和面少许，用黄酒调合成糊丸，外敷于胃脘部，2 小时后去除，注意避免发疱，每日 1 换，7 天为 1 个疗程。

方药七

主治：肝郁型胃痛。

处方：大黄、栀子、郁金、香附、延胡索各 30g，姜汁适量。

用法：将上药共研为细末，用姜汁调和成糊，敷于胃脘痛处。每日换药 1～2 次，痛止停用。一般用药 1～2 日即可止痛。

（二）咳嗽

咳嗽是肺系疾病的主要症状，"咳"指有声无痰，"嗽"指有痰无声，临床多将咳嗽分为外感和内伤两大类型，其主要病机是肺失宣降。

方药一：莱决散。

主治：痰咳。

处方：草决明 90g，莱菔子 30g，白芥子 15g，竹沥 50ml。

用法：上药共捣碎为末，加竹沥调成糊状，敷脐部，外用纱布包扎，每日换药 1 次，3 天为 1 个疗程。

方药二：痰咳散。

主治：痰咳。

处方：制半夏 10g，白果仁 9g，杏仁 6g，细辛 6g。

用法：以上诸药共研末，用姜汁调为糊状，敷脐部，外用纱布包扎。每日换药 1 次。

方药三：寒咳散。

主治：肺寒型咳嗽。

处方：白芥子 3g，生半夏 3g，南星 5g，麻黄 5g，细辛 2g，姜少许。

用法：将上药研细为末，用黄酒调匀，外敷神阙、膻中、天突，每日换药 1 次，5 天为 1 个疗程。

方药四：安咳膏。

主治：肺寒型咳嗽。

处方：川乌、草乌、杏仁、桂枝各 80g，白芥子 100g，干姜 100g。

用法：上药研为细末，用黄酒调和为糊，外敷神阙、膻中、天突、肺俞，每日换药 1 次，5 天为 1 个疗程。

方药五：止咳散。

主治：风痰型咳嗽。

处方：天竺黄 10g，白芥子 20g，天南星 10g，丁香 2g。

用法：上药研为细末，用黄酒调和为糊，外敷神阙、膻中、天突、肺俞，每日换药 1 次，5 天为 1 个疗程。

方药六：润肺止咳糊。

主治：阴虚干咳。

处方：生地黄、半夏、麦冬、沙参各 20g，蜂蜜少许。

用法：上药研为细末，用蜂蜜调和为糊，外敷神阙、膻中、天突、肺俞，每日换药 1 次，5 天为 1 个疗程。

方药七：五倍子散。

主治：久嗽不止。

处方：五倍子、乌梅、半夏各 10g。

用法：上药研为细末，用蜂蜜调和为糊，外敷神阙、膻中、天突、肺俞，每日换药 1 次，5 天为 1 个疗程。

方药八：橘红膏。

主治：久咳。

处方：南星 9g，橘红 9g，款冬花 9g，远志 9g，麻黄 10g，前胡 10g，杏仁 6g，五味子 6g，细辛 6g。

用法：上药用麻油 200ml，入药炸枯去渣，以黄丹收膏，摊贴胸前区。

方药九：三白膏。

主治：久咳。

处方：白芥子、白附子、白矾各 30g。

用法：上药共研细末，用米醋调成糊状，选用涌泉、定喘、天突、丰隆，每日换药 1 次，12 次为 1 个疗程。

方药十：咳嗽膏。

主治：阴虚干咳。

处方：瓜蒌 50g，制半夏 15g，栀子 15g，青黛 15g，蜂蜜 100g。

用法：上药研磨，加蜂蜜调和如膏，取药膏贴敷于肺俞、天突、膻中穴，每日换药1次，5天为1个疗程。

方药十一：痰饮糊。

主治：痰饮咳。

处方：葱白50g，南星15g，甘遂3g。

用法：上药研磨，以黄酒调匀，贴于膻中、肺俞、上脘，贴敷30分钟，每日1次，5天为1个疗程。

（三）呕吐

呕吐是由于胃失和降，气机上逆所致。临床有寒吐、热吐之分，寒吐表现为呕吐清涎，喜热饮，口不渴，四肢厥冷；热吐表现为呕吐物热臭或酸苦，喜冷饮，口渴，小便短赤。

方药一

主治：胃热呕吐。

处方：大黄20g。

用法：将大黄捣成细末，以清水调匀，外敷于中脘、上脘，约30分钟后可见效。

方药二

主治：各种呕吐。

处方：陈醋50ml，吴茱萸15g，黄连6g，面粉适量。

用法：将上药入锅中炒热，以纱布包裹，外敷于腹部，热敷2小时，每日1次。

方药三

主治：各种呕吐，妊娠妇女忌用。

处方：胡椒10g，葱白5根，肉桂粉适量。

用法：将葱白洗净，与胡椒共捣成膏，制成两个药丸，肉桂粉为衣，压成饼状。用时先将患者双足洗净，然后将药饼贴敷于两足底涌泉穴上，每日换药1次，5天为1个疗程。

方药四

主治：湿热呕吐。

处方：大黄20g，半夏10g，黄芩6g。

用法：将上药共捣烂，以清水调和成糊状，贴敷中脘、神阙，每日换药1次，3天为1个疗程。

方药五

主治：寒性呕吐。

处方：吴茱萸20g，姜12g，盐20g，葱20g。

用法：将上药炒热，以棉纱外裹，外敷腹部，每日换药1次，3天为1个疗程。

方药六

主治：寒邪侵袭型呕吐。

处方：藿香20g，生姜12g，紫苏12g，大腹皮15g，枳实15g。

用法：将上药入锅内蒸15分钟，取药棉纱外裹热敷腹部，或煮取药液浸泡双足，每日换药1次，3天为1个疗程。

方药七

主治：胆热脾寒型呕吐。

处方：酒炒白芍 15g，吴茱萸 5g，黄连 3g。

用法：将上药共捣烂，加黄酒共拌匀，外敷上脘、中脘、双足涌泉，每日换药 1 次，7 天为 1 个疗程。

方药八

主治：小儿急性呕吐。

处方：明矾、吴茱萸各适量。

用法：明矾、吴茱萸研细末，和米饭做丸，贴两足涌泉、中脘，可配合捏脊更佳。

方药九

主治：脾胃虚寒型呕吐。

处方：大蒜 5 个，吴茱萸 10g。

用法：大蒜、吴茱萸捣烂，加黄酒共拌匀，外敷中脘、双足涌泉，每日换药 1 次，7 天为 1 个疗程。

方药十

主治：肝气犯胃型呕吐。

处方：胡椒 10g，吴茱萸 5g，白芍 20g，川楝子 15g，葱白 20g。

用法：上药共捣成细末，加醋调和成糊状，分贴于中脘、上脘、膻中、期门穴，每次 6～12 小时，每日 1 次。

九、治未病

（一）失眠

失眠是指入睡困难或稍睡即醒，甚至彻夜不得眠，影响白天正常生活、工作为特征的病证。

方药一

主治：阴虚火旺型失眠。

处方：黄芩 20g，白芍 20g，鸡蛋 1 只，黄酒适量。

用法：黄芩、白芍研磨，以蛋清调匀，外敷三阴交、涌泉、照海、申脉，每日换药 1 次，7 天为 1 个疗程。

方药二

主治：心胆气虚型失眠。

处方：肉桂 15g，吴茱萸 15g，朱砂 3g，醋适量。

用法：将前三味药磨成细粉，加醋调成糊状，贴敷于心俞、胆俞、期门、中脘，每日临睡前敷贴，次晨揭去，7 天为 1 个疗程。

方药三

主治：脾胃不和型失眠。

处方：大黄 15g，肉桂 10g，吴茱萸 6g，黄连 10g。

用法：将上药研磨，加清水调和成糊，外敷于中脘，以胶布固定，睡前贴敷，7 天为 1 个疗程。

方药四

主治：心脾两虚型失眠。

处方：细辛、丁香、荜茇、肉桂各 10g。

用法：上药研细末，用黄酒调为糊丸，外贴于内关、心俞、脾俞、肾俞，每日换药 1 次，5 天为 1 个疗程。

方药五

主治：胆热扰心型失眠。

处方：黄连 10g，黄芩 10g，大黄 10g，栀子 20g。

用法：上药共研细粉，用水调匀为糊，贴敷中脘、胆俞、期门、大包，每日换药 1 次，7 天为 1 个疗程。

方药六

主治：阴虚火旺型失眠。

处方：磁石 30g，吴茱萸 15g，黄连、肉桂各 10g。

用法：上药研磨，以米醋调和，外贴于中脘、三阴交、涌泉、内关，每晚 1 次，病愈为止。

（二）神经衰弱

神经衰弱以精神和躯体功能衰弱症状为主，多无器质性病变，表现为失眠、多梦、注意力不集中、烦躁易怒、精神易兴奋、脑力易疲劳等。

方药一

处方：白胡椒、肉桂、吴茱萸各 15g。

用法：上药研磨，以黄酒调和，睡前用胶布固定于涌泉穴，次日清晨揭除，每日 1 次，2 周为 1 个疗程。

方药二

处方：当归、白芥子、川芎、桃仁、细辛、桂枝、丁香各等份。

用法：上药研成细粉，使用黄酒调和成糊状，选内关、心俞、脾俞、肾俞、膀胱经第二侧线、足三里、涌泉等，每次取 4~6 个穴位，交替进行，一次贴敷 4 小时，每 2 日 1 次，10 次为 1 个疗程。

（三）落枕

落枕或称失枕，表现为晨起后项背部明显酸痛，颈部活动受限。检查时颈部肌肉有触痛，浅层肌肉有痉挛、僵硬，触及条索状肿物。

1. 病因

本病多因睡姿不当，或两侧颈部肌肉力量不均衡所致，中医学认为本病多与外感风寒相关，治疗上多采取祛风通络法。

2. 治疗

方药一

处方：羌活、独活各 15g，桂枝、川芎、姜黄各 20g，细辛、姜黄、威灵仙各 15g。

用法：上药研成细粉，用黄酒调和成糊状，外敷于颈部阿是穴及颈百劳，并配合药后颈部活动，每次 30 分钟，每日 1 次，多能在短期见效。

方药二

处方：鲜五月艾 300g，生姜末 50g。

用法：将艾叶、生姜捣碎，加醋、黄酒各 50ml 炒热，用纱布包裹，外敷于颈部阿是穴及颈百劳，并配合药后颈部活动，每次 30 分钟，每日 1 次，可配合针刺、拔罐，效果更佳。

方药三

处方：葛根 50g，桂枝 50g，白芍 50g，鸡血藤 50g。

用法：上药入锅内煎煮约 30 分钟，滤渣取液，用湿毛巾浸湿，外敷于颈部，多次浸润，每次 30 分钟，每日 1～2 次。

方药四

处方：威灵仙 50g，大黄、红花、羌活、路路通各 80g，苏木 100g。

用法：将上药研粗末，加 50 度白酒浸泡 14 天，每次以棉球取药摩搽患处，并配合适当拿揉，以局部潮热为度，不拘次数，注意配合颈肩部活动。

（四）消化不良

消化不良多由胃动力障碍引起，表现为反酸、呃逆、腹胀、纳差食少，甚至出现形体消瘦、贫血等症状的疾病，糖尿病引发的胃轻瘫和食管反流等可参照此进行治疗。

1. 病因

消化不良主要是因为情志抑郁、饮食不洁或不节、劳逸失度等引起脾胃虚弱，进而出现升降失常所致。

2. 治疗

方药一

处方：木香、丁香各 15g，桂枝、艾叶各 20g。

用法：上药研成细粉，使用黄酒调和成糊状，外敷于中脘、神阙，并配合适当活动，每次 30 分钟，每日 1 次。

方药二

处方：大黄、姜黄各 15g，芒硝、厚朴各 20g。

用法：上药研成细粉，用黄酒调和成糊状，外敷于下脘、神阙，并配合适当活动，每次 20 分钟，隔日 1 次，以大便畅快为度。

十、名家经验

肩周炎：三七 1g，桂枝、红花、草乌、川乌、牛膝各 5g，当归、鸡血藤、透骨草各 10g，粗盐 750g，将上药一起炒热后装入布袋，温度以能忍受为度，如有烧灼感，可在药袋与皮肤之间加毛巾垫着，选择肩髃、肩贞、天宗、曲池、外关穴等穴位或疼痛局部外敷。每次敷 15～30 分钟，每日 1 次，5 天为 1 个疗程。视病情调整疗程。本方具有活血通经、祛风除湿、消肿除痹之功（《中国中医药报》2010-05-31）。

慢性盆腔炎：苏木、白芷、补骨脂、川椒、白术等份研末，生姜水或白酒等赋形，放在下腹部气海、关元、中极等穴，每日 2 次，每次半小时，可达行气止痛、通经利湿之功，用于治疗妇科下腹疼痛及促进炎性包块吸收（罗小飞. 中药外敷治疗慢性盆腔炎的临床疗效. 2014. 中国药物经济学，9（S2）：73-74.）。

十一、古籍摘要

《外科正宗》："顽癣乃风、热、湿、虫四者为患。发之大小圆斜不一，干湿新久之殊。风癣如云朵……初起用消风散加浮萍一两，葱、鼓作引，取汗发散。久者服首乌丸、蜡矾丸，外擦土大黄膏，用槿皮散选而用之，亦可渐效""治冻风、冻跟、冻耳，每逢冬寒则发。六月初六、十六、二十六日，用独蒜捣膏，日中晒热，在于遇冬所发之处擦之，忌下汤水，一日共擦三次不发。又每常冻风用茄根同葱煎汤浸洗，再不重发""火丹者，心火妄动，三焦风热乘之，故发于肌肤之表，有干湿不同，红白之异。干者色红，形如云片，上起风粟，作痒发热，此属心、肝二经之火，治以凉心泻肝，化斑解毒汤是也。湿者色多黄白，大小不等，流水作烂，又且多疼，此属脾、肺二经湿热，宜清肺泻脾，除湿胃苓汤是也。腰胁生之，肝火妄动，名曰缠腰丹，柴胡清肝汤。外以柏叶散、如意金黄散敷之"。

《医宗金鉴》："肺风粉刺，此证由肺经血热而成。每发于面鼻，起碎疙瘩，形如黍屑，色赤肿痛，破出白粉汁，日久皆成白屑，形如黍米白屑。宜内服枇杷清肺饮，外敷颠倒散，缓缓自收功也。"

《外科全生集》："地榆磨细如面，香油浸敷。破损者，敷后加以干末撒上。如溃烂不敛者，取伏龙肝，入炭火烧红，水飞晒干，研为细末，人乳调敷。或用绵线油拂上，立刻止痛，多则二次痊愈。功灵效速，乃汤火烫之圣药也""凡患色红肿疼痛，根盘寸余者是痈。毒发三四日，尚未作脓，以嫩膏围外，内以醒消丸，热陈酒送服三钱，即止其疼痛。夜间得睡，次日患皮起皱，再服全消。如过四五日，患将作脓，亦以醒消丸与服，消其四围肿硬，痛息毒散患哑，此以大变小之法。有脓之患顶，取咬头膏贴，加以代刀散三钱，酒服穿之，或刀点分许穿之，以洞天膏贴，不几日收功。"

十二、文献推介

贺艳萍，肖小芹，邓桂明，等. 2017. 中药穴位贴敷作用机理研究概况. 中国中医药信息杂志，24（3）：134-136.

刘起华，文谨，王菲. 2010. 中药穴位给药应用研究概述. 中国中医药信息杂志，17（2）：104-106.

刘西健，韩涛. 2014. 中药穴位贴敷研究现状及思路. 中医药信息，31（5）：130-132.

任爽，张杰. 2016. 中药穴位贴敷疗法临床应用与研究进展. 辽宁中医药大学学报，18（6）：81-83.

赵立岩. 1998. 经络学说在中药透皮治疗中的作用. 中国针灸，（6）：15-17.

朱宝，宋瑞平，张彦军. 2016. 中药穴位贴敷疗法的理论与机制探讨. 甘肃医药，35（8）：578-580.

第十三章 中药面膜

一、定义

面膜是指外敷于面部含有药物成分的薄膜状护肤品，通常由各种可溶性化学材料、肌肤营养物质、抗氧化成分、药物和赋形剂制作而成，依据功效差别，面膜可分为清洁型、保养型、针对型面膜，可以起到补充水分、胶原蛋白，软化角质层，促进面部血液循环，促进皮肤抗氧化，舒展皱纹，清除皮肤深层污垢，收缩粗大毛孔等作用。根据所含有效成分的不同，面膜可具有祛斑美白、抗炎、抗过敏、修复、延缓皮肤衰老等功效，在皮肤病的治疗中有确切的疗效。中药面膜是集中药、按摩于一体的中医外治法，能直接作用于病变部位，使药物从毛孔入腠理，通经贯络，或提而出之，或攻而散之，较之服药尤有力。

二、历史沿革

最早的中药专著《神农本草经》中就记载了大量具有祛斑、悦颜色等功效的中药，如白芷、石英等。唐朝，随着经济文化生活的丰富，对于外在美丽的追求，形成了众多的医疗美容方剂，于《肘后备急方》中记载了生捣菟丝子汁外敷面部，治疗粉刺；孙思邈《备急千金要方》中记载了大量美容药方，如单用杏仁增白美容、祛斑等，以及面膏方、耐老方等。在宋、明、清等朝代对中药面膜的研究不断发展，在药物选择、剂型、制备工艺和使用方法方面积累了丰富的经验，形成了如七白散、玉容散、香身方等较成熟的中药面膜。晚清以来，随着中外交流的深入，新颖的面膜及美容方法的传入，国人对于美容的认识及了解、接受，中药面膜的美容作用得到了普及。随着现代科学技术的更新、进步，中药面膜也从简单的原生药物，到有效成分提取加工，得到了进一步的发展。

三、基本原理

（一）中医原理

中医对于药物的研究、运用历史悠久，有着丰富的理论经验，清代《理瀹骈文》中提出："外治之理即内治之理，外治之药亦即内治之药，所异者法耳。医理药性无二，而神奇变幻……外治必如内治者，先求其本，本者何？明阳阴，识脏腑也……虽治在外，无殊治在内也。"明确指出中药外用亦以内服药物之理，但许多中药面膜使用的生药及用量不同，使得外用药与内服药功效上仍有少许差异。随着现代分子药物学、化学、实验动物学及药理学的发展，中药有效成分的提取与研究从更微观、更详细的方面揭示了中药治疗皮肤病的作用机制。如中药中含有的复杂成分如黄酮、皂苷、脂类、多糖、蒽醌、酚类等化合物的发现，为中药美白、抗氧化、抗衰老、抗炎、抗过敏等作用的发挥提供了科学依据。

中医外治疗法以材料简便易得、易于掌握等优点，在临床上的运用愈加受到重视，如中药湿敷、火针、中医药浴、刮痧、艾灸等。而中药面膜治疗在外治疗法中具有独特的优势，它采取覆盖密封皮肤表面的形式，能使面膜内中药成分更有效地透入皮肤。随着对于化学提取物的了解，女性更青睐于中药的原生和天然草本特性，易于接受和坚持使用。

（二）现代医学科学原理

传统中药的有效成分多为复杂混合物，对肌肤的抗衰老、美白作用途径是多靶点的，可更有效地达到美白、祛斑的效果。因此，进一步的试验验证，从原生药物或者传统美容处方中分离出天然的、安全性高且容易吸收的皮肤美容剂并应用于面膜，仍具有广泛的研究空间。

中药面膜治疗黄褐斑、血痣、粉刺、雀斑、色素沉着、痤疮、湿疹、神经性皮炎、扁平疣等方面已经证实安全有效，除与传统的火针、针刺、刮痧、艾灸等传统外治法的联合应用外，随着激光、光疗、离子导入、果酸、微波、液氮冷冻等新型物理化学美容治疗技术的发展，与新技术的联合应用，使中药面膜极大发挥了药物本身的治疗作用，改善了中药面膜治疗周期长、起效慢的特点，同时也弥补了新型治疗技术的一些不足，协同治疗为皮肤病的治疗提供了更个性化、更快速、更有效的治疗手段，使中药面膜的治疗有效率得以提高，不良反应的发生率降低。

面部皮肤皱纹的形成是皮肤胶原蛋白及含水量减少，肌肉松弛老化的结果，人体与自然接触，导致的氧自由基的产生可加速皮肤衰老，加快皱纹的形成，因此抗氧化是医疗美容一直以来的热点。皮肤真皮层的主要细胞——成纤维细胞与其分泌的胶原纤维、弹力纤维及基质成分共同组成了真皮的主体，因此成纤维细胞生物学退化及凋亡是皱纹形成的关键原因之一。许多实验研究表明，中药白术、人参、防风、枸杞子、白芷、丹参、白及等可以通过抗氧化、清除氧自由基、促进皮肤成纤维细胞的生长，起到延缓细胞衰老进而减少皱纹等作用。许多皮肤病的发生与皮肤完整屏障功能受损、病原微生物引起的感染、自身免疫相关，中药如大黄、黄芩、芦荟、连翘、金银花等药物具有抑菌抗炎、修复皮肤黏膜屏障的效果，实验证明黄芩苷等中药成分对痤疮、玫瑰痤疮、激素依赖性皮炎等皮肤病有很好的治疗作用。中药处方合理配伍后其有效成分可发挥协同作用，有研究表明苦参与荆芥配伍，荆芥油可促进苦参碱的吸收，共同参与抑制局部皮肤炎症反应，在炎症性皮肤病的治疗中有明显优势。

四、适应证和禁忌证

（一）适应证

（1）各种表皮常见皮肤疾病，如痤疮、黄褐斑、湿疹、痱子。

（2）皮肤保健抗衰及美化。

（3）各种面部手术治疗后引起的瘢痕、色素沉着。

（二）禁忌证

（1）敏感性皮肤，对常见美容护肤品不能耐受者。

（2）过敏性哮喘、过敏性鼻炎等极易过敏体质者。

（3）对中药成分及面膜不能耐受者。

（4）婴幼儿、皮肤黏膜薄脆者。

五、操作规范

（一）中医四诊收集病史资料，辨证施治

在进行中药面膜配药操作之前，需四诊合参，结合患者的病情、皮肤敏感情况辨证论治。医者需通过望、闻、问、切四诊合参，详细收集患者的病史资料，特别是皮肤过敏史及日常美容化妆品的使用情况，通过分析、综合，辨清患者的病因、性质、程度，以及皮肤状况，然后根据辨证的结果及个人经验，确定相应中药面膜治疗方法。

（二）治疗前医患充分沟通

完成前面的评估收集工作，依据患者病情，确定中药面膜操作方案后，需向患者及家属详细交代患者的病情和诊断，耐心细致地告知中药面膜的目的、操作方法、注意事项及可能出现的不良反应和处理方法，减轻患者顾虑，缓解患者紧张情绪，争取患者配合，并签署知情同意书。

（三）药品准备与器械检查

准备离子喷雾机、面膜碗及手套、纯净水、石膏冷倒模、海藻面膜、卸妆油、清洁洗面奶、保鲜膜、一次性面膜纸。

（四）遵守医疗卫生原则

（1）中药面膜操作前，医者应佩戴专用帽子、口罩及专用洁净操作衣，并应保持整洁，按照卫生准则进行手卫生。

（2）中药面膜操作后，患者再次清洁局部皮肤，对于产生的医疗垃圾依据卫生条例进行处理，避免交叉感染。

（五）操作流程图（图 13-1）

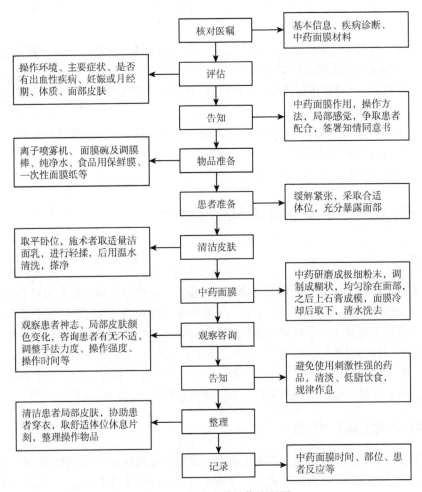

图 13-1　中药面膜操作流程图

六、优势和注意事项

（一）优势

中药面膜是通过在个体化的中医辨证下结合准确的药物配伍及调配，产生具有不同治疗功效或美容作用的中药面膜处方，外用于面部来延缓肌肤衰老或治疗局部皮肤疾病的一种中医外治方法。具有用药直达病所、疗效确切、防治结合的特点，体现中医"治病求本"的思想。同时因中药面膜使用原生药材，具有化学制品不具备的天然属性，肌肤刺激小，安全性高，对于美容保养极其适宜。同时中药面膜疗法对于皮肤病的治疗效果确切、外治痛苦少、患者依从性好、操作简便，适合医疗机构操作及患者自行使用。

（二）注意事项

（1）面膜碗及面膜刷每次使用完后需清洗干净，保持干燥；或使用一次性用品，避免细菌滋生。

（2）第一次使用面膜时先将面膜涂于前臂、腕部屈侧、耳后，20分钟后无不良反应再用于面部。

（3）药物治疗期间严格注意饮食及作息，避免食用辛辣、腥发、甜味、油腻之品，保持心情愉悦，以确保中药面膜治疗的疗效。

（4）皮肤疾病治疗期间对面部仅需做最基础的保湿、清洁护理，不宜使用粉底、面霜等护肤品，以免药物成分间的冲突。

（5）对于中药使用期间出现的瘙痒，局部皮肤红肿，禁止对皮损处进行搔抓、挤压等人为刺激，以免造成不必要的感染。

（6）治疗期间有任何不适，及时反馈。

七、可能出现的异常情况和防治方法

1. 过敏

中药面膜治疗期间，如有明显的局部灼热、瘙痒、刺痛感，以及出现明显红斑、皮疹、破溃，应立刻揭去面膜，流水下清洗皮肤，采取冷敷或冷喷脱敏治疗。冷喷脱敏方法：冷喷机内加蒸馏水或生理盐水，同时加入苯海拉明注射液 50～100mg，待喷雾机出现均匀冷喷雾时，使水雾喷向面部过敏区，每次 20 分钟，每日 1～2 次。或使用一块无菌纱布、干燥面膜纸，用苯海拉明注射液将其浸湿，敷于面部，直至红斑消退、瘙痒减轻。对于严重的过敏，出现面部红肿、呼吸困难甚至血压骤降，应立即按过敏性休克进行抢救。

2. 药物不慎进入眼睛及气道

进行面膜疗法前，保证面膜湿润而无滴水，或使用专用眼罩，同时操作时应保持一定角度，避免药液进入眼、鼻，若不慎进入，立即使用清水或生理盐水冲洗，至无明显红肿疼痛为度，若持续不能缓解及时专科就诊。

八、临床应用

（一）粉刺（寻常痤疮）

粉刺是一种好发于颜面、胸背部等处毛囊皮脂腺的慢性炎症性皮肤病，好发于青壮年。其特征为散在颜面、胸、背等处的针头或米粒大小白头、黑头粉刺，丘疹，结节，囊肿，可挤出白色渣样物，故称粉刺。中医学又称之为"痤""面疱""酒刺"等。本病相当于西医的寻常痤疮。

1. 病因病机

中医学认为本病多因素体阳热偏盛，肺胃蕴热，复感风邪，两阳合邪而发；或喜食辛辣刺激、肥甘滋腻之品等，湿蕴化热，湿热搏结，上蒸颜面而致；或因脾气素虚，运化失常，湿浊内生，郁久而为痰热、湿热、痰瘀滞积肌肤而发。

2. 诊断要点

（1）常见于青少年男女。

（2）多发于颜面、颈项、上胸、背部等皮脂腺丰富的部位。

（3）初期多为白色或黑头粉刺，后伴发丘疹、脓疱，严重者可有较大的结节、囊肿。反复发作者，面部易留下凹凸不平的瘢痕或色素暗沉。

3. 治疗前准备

（1）洁面：患者取平卧位，施术者取适量洁面乳，均匀涂在患者面部，由内向外，由下而上打圈清洁皮肤，温水清洗，保持干洁、无油腻。

（2）中药离子喷雾冷热喷：选取黄芩、大黄、野菊花、白鲜皮等药物，煎水后采用中药离子喷雾机离患者面部或痤疮的斜上方20~30cm，热喷雾5~10分钟，后进行冷喷5分钟。

（3）清理粉刺：用安尔碘或聚维酮碘消毒，用无菌粉刺针的尖端进行点刺，后使用环形不锈钢圈边缘以45°向内下方，适度用力将成熟粉刺从皮肤中排出。

（4）对于挑刺后皮肤可使用面膜纸浸大黄、丹参水煎剂外敷活血止血，后根据患者表面皮肤情况，指导选用适宜清洁介质，对于面部较为干燥的患者，使用滋润型洁面乳，面部较为油腻的患者，以硫黄皂洁面。

4. 分型面膜治疗

（1）肺经风热证

主症：丘疹以粉刺为主，色红，基底红润，可伴有肌肤痒痛，或有脓疱，舌质红，苔薄黄，脉浮数。

治则：疏风清肺，消肿散结。

处方：黄芩、连翘、鱼腥草、金银花、枇杷叶、桑白皮、天花粉各等份。

操作要点：上药研磨成极细粉末，用丝瓜汁、蛋清、金银花露、清水调制成糊状，均匀涂在面部及痤疮部，避开眼睛、鼻孔及口唇区，之后上石膏成模，面膜冷却后取下，清水清洁洗去中药面膜。

疗程：每周3次，2~4周为1个疗程。

（2）湿热蕴结证

主症：颜面、胸背部皮肤油腻，皮疹以丘疹、脓疱、结节为主，多连成片或个体较大，局部红肿疼痛，喜食油腻之品，伴口臭、溲黄，舌红，苔黄腻，脉滑数。

治则：清热燥湿，解毒散结。

处方：大黄、黄连、黄柏、白芷、连翘、半夏、皂角刺、紫花地丁、丹参、侧柏叶各等份。

操作要点：上药研磨成极细粉末，加适量绿豆粉，用绿茶水或石膏水调制成糊状，均匀涂在面部，避开眼睛、耳、鼻孔及口唇区，之后上石膏成模，面膜冷却后取下，清水洗去中药面膜。

疗程：每周3次，2~4周为1个疗程。

（3）痰瘀结聚证

主症：皮疹以囊肿、结节为主，色暗红或紫黑，难以破溃，局部有疼痛，可见瘘道，经久难愈，愈后多形成皮下结节瘢痕，舌质暗红，苔腻，脉滑。

治则：化痰散结，清热活血。

处方：大黄、山慈菇、白蒺藜、白僵蚕、苦参、桃仁、皂角刺、丹参、三棱各等份。

操作要点：上药研磨成极细粉末，用蜂蜜或黄酒调制成糊状，均匀涂在面部，避开眼睛、耳、鼻孔及口唇区，之后上石膏成模，面膜冷却后取下，清水洗去中药面膜。

疗程：每周3次，2~6周为1个疗程。

（4）气滞血瘀证

主症：炎性皮疹基本消退，以结节、暗红斑、色沉、瘀斑为主。

治则：凉血化瘀，活血通络。

处方：桂枝、红花、三七、木香、儿茶、白芷、防风各等份。

操作要点：上药研磨成极细粉末，用茶水或蜂蜜调制成糊状，均匀涂在面部及痤疮上，形成均匀面膜。持续30分钟后温水洗净，涂面膜后可配合局部按摩治疗。

疗程：每周3次，2~6周为1个疗程。

（二）面游风（脂溢性皮炎）

面游风是因皮脂腺分泌过多皮脂而引起皮肤继发感染，以红斑、鳞屑覆盖为主要表现的慢性炎症性皮肤病。因其多发于面部、头皮、胸背部，表现为局部皮肤油腻、潮红、抓痕、脱屑、瘙痒，中医学称之为面游风。本病相当于西医的脂溢性皮炎。

1. 诊断要点

（1）多见于成人，婴幼儿也时有发生，男性多于女性，辨证属湿热体质，在皮脂过度溢出基础上发生。

（2）好发于头皮、颜面、躯干等皮脂腺分布较丰富的部位，其中颜面部好发于两颊、发迹线、鼻唇沟、胡须部；躯干部好发于前胸、颈后及上背部、腋窝、腹股沟等位置，少数重症患者可泛发全身。

（3）皮损边界清晰，大小、形态不规则，初起为红色毛囊性小丘疹，继而融合成覆有油腻性鳞屑或痂皮，大小不等的暗红色或黄色斑片，皮损可出现糜烂渗出、结痂和呈现湿疹样改变。

（4）损害严重时眉骨、头皮等处可伴有毛发脱落，发于青少年可与痤疮并发，慢性病变于皱褶处常可出现类湿疹样渗出性改变。

（5）患者自觉不同程度瘙痒、抓痕、鳞屑。

2. 分型面膜治疗

（1）血热风燥证

主症：多发于头面、胸背部，见鲜红色斑片，瘙痒剧烈，伴有抓痕、干燥脱屑，状如糠秕、雪花，情绪激动时加重，头皮处可见头发干枯，脱落，伴口干喜饮，舌质红，苔薄黄，脉细数。

治则：清热凉血，祛风止痒。

处方：连翘、天花粉、丹参、牡丹皮、紫草各等份，麻油、黄蜡各适量。

操作要点：前五味研磨成粗末，同麻油煎至药焦香滤渣存油，将油再煎，入黄蜡化尽，倒入碗内，待冷凝成膏状备用。于皮损脱屑、干燥者，局部清洗皮损后，用膏外涂薄层，留置一夜，晨起清洗，每日 1 次，10 天为 1 个疗程。

（2）湿热蕴阻证

主症：皮损发于面部或泛发全身，皮肤油垢，皮损相连潮红成片，有油性成块痂屑，甚至糜烂、黄水渗出；伴心烦易怒、晨起口苦口臭、小便短赤，大便臭秽，舌红，苔黄腻，脉滑数。

治则：清热利湿止痒。

处方：黄芩、青黛、黄连、大黄、苦参、栀子、石膏各等份。

操作要点：上药研为极细粉末，用麻油、菜籽油调成糊状，待面部清洁后，外涂于面部及皮损处，每日 1 次，每次持续 30 分钟，再以温水清洗干净，注意皮肤干洁。

按语：脂溢性皮炎多呈反复性，与患者饮食、情绪密切相关，正确的生活习惯有利于减少疾病发作。对于伴有渗出、糜烂、激发感染患者，可适当使用表面抗生素，同时避免搔抓导致感染扩散。同时在治疗期间应减少过度化妆，保持皮脂腺通畅，减少堵塞继发感染。

（三）面部激素药毒

面部激素药毒相当于西医的面部糖皮质激素依赖性皮炎，本病多由于面部皮肤疾病长期使用含糖皮质激素外用制剂所导致，表现为反复发作的皮肤潮红、丘疹、表皮萎缩变薄、面部毛细血管扩张、皮肤干燥脱屑、痤疮样改变等症状。

1. 病因病机

中医学认为激素多为阳热之品，耗气伤阴，故本病多为外因风、湿、热三邪，侵及肌表而致皮肤疾病。又因激素使用日久助阳化热，局部皮肤阴液耗伤。

2. 分型面膜治疗

（1）皮肤蕴热证

主症：局部皮肤肿胀，面部红斑或紫红斑，可见散在丘疹、脓疱，皮肤瘙痒、灼痛。常伴有口干多饮，口苦便干，小便黄赤，舌红苔黄，脉数。

治则：清热润肤。

处方：桑叶、白菊花、地肤子、牡丹皮、龙胆草、白鲜皮各等份。

操作要点：上药打成粉，加蜜调制成糊状，或使用冷开水、金银花露调和，皮肤清洁后，将面膜均匀涂于脸上，20～30 分钟后洗净，每周 2～3 次。

（2）阴虚燥热证

主症：皮肤干燥脱屑，面部色素暗沉，红斑不鲜，瘙痒不明显，自觉紧绷感，皮肤薄脆。常伴有失眠多梦，手足心热，舌暗红苔少，脉细。

治则：养阴润肤。

处方：生地黄、牡丹皮、白及、石斛、桑叶各等份。

操作要点：上药打成粉，用香油或酸奶调制成糊状，皮肤清洁后，将面膜均匀涂于脸上，20～30 分钟后洗净，每周 2～3 次。

九、治未病

黧黑病（黄褐斑）

黧黑斑又称黄褐斑、肝斑，临床上表现为患者眶周、颧颊部、前额、鼻部等出现的黄褐色或者深褐色的斑片，严重者可波及整个面部，是由于表皮色素改变引起的皮肤病。黄褐斑色斑的深浅可与季节、日晒等有关，中青年女性多发，临床表现为沿鼻中线对称分布，以及暴露于日晒部位的色素沉着斑，多易逐渐积累、色素加深。

1. 病因病机

中医学认为本病多与肝、脾、肾三脏气血关系密切，以机体气滞血瘀，肝血滞涩不能上荣于面为主要病机。多与患者情绪密切相关，当情志不遂、肝气郁滞、气郁血涩、阴血不能上荣而生；或先天不足、后天失养、冲任虚损、肝肾精亏、水火不济、虚火伤阴血所致；或慢性病日渐消耗、营卫失调、气血运行不畅，面部郁滞而成；或长期暴露于烈日之下，阳损及阴，气血妄行，溢于脉外。

2. 诊断要点

（1）本病多见于中青年女性，尤其是长期服用避孕药、生殖系统疾病及月经紊乱的妇女，也可见于中老年男性。

（2）多分布于前额、鼻颊、额部或面颊的两侧。

（3）皮疹表现为淡黄色或如咖啡色点状色素沉着或黄褐斑片，颜色深浅不一，大小、形态各异，初期常孤立散在，日久或融合成片，对称分布多呈蝴蝶状，严重者可见全面皆有。

3. 治疗前准备

首先，清洁患者的皮肤，然后使用中医刮痧法或闪罐法刺激局部经络，促进气血流通，先均匀涂抹润肤油或橄榄油，使用刮痧板或手指采用平刮法按照肌肉走向由上到下、由内到外进行，刮拭压力平稳、柔和、均匀、缓慢，以患者耐受程度为准，刮痧以面部皮肤轻度潮红、发热不起痧为度，对于色素斑较深的部位可增加刮拭次数或闪罐次数，并在刮痧、闪罐过程中点按面部穴位，操作完毕后，清洁患者面部。

4. 分型面膜治疗

（1）肝郁气滞证

主症：多见于青年女性，斑色浅褐，多集中于鼻梁两颊，亦可弥漫分布，伴有情绪抑郁、焦虑不安、失眠多梦，时有喜叹息、胸胁胀闷、月经不调、经前乳房胀痛，舌红，苔薄黄，脉弦细。

治则：疏肝理气，活血消斑。

处方：白蔹、桂枝、白芍、防风、白附子、白僵蚕、藁本、白术、茯苓、菟丝子、川芎各等份。

操作要点：上药研极细末，然后将白醋、蛋清、蜂蜜按1:1:1比例调和，适量加入药粉，调成糊状，于色斑处涂抹，留置持续20～30分钟，后用温水洗去，注意局部保湿、清洁，并结合情志疏导。

疗程：每日1次，7～10天为1个疗程。

（2）脾虚湿蕴证

主症：斑色灰褐，多丛生于前额及鼻梁，伴面色萎黄，色斑状如尘土附着，伴有少气懒言、疲乏无力、精神不振、月经色淡、白带过多、眼睑苍白，舌淡胖，边有齿痕，脉濡或沉。

治则：健脾除湿，益气活血。

处方：黄芪、白术、白茯苓、白芷、鸡血藤、防风、川芎、白附子、杏仁各等份。

操作要点：上药研极细末，然后将白醋、蛋清、蜂蜜按1:1:1比例调和，适量加入药粉，调成糊状，涂于色斑处，留置持续20～30分钟，后用温水洗去，注意局部保湿、清洁，并嘱咐控制饮食，适当运动。

疗程：每日1次，7～10天为1个疗程。

（3）肝肾不足证

主症：面色黧黑，斑色暗黑，唇色晦暗，常有慢性疾病，月经不调，月经时夹有血块，可伴有经前腰膝酸软，失眠健忘，舌红少苔，脉细。

治则：补益肝肾，滋阴养血。

处方：沙苑子、菟丝子、白术、丹参、车前子、生地黄、白薇、酒大黄各等份。

操作要点：上药研极细末，然后将白醋、蛋清、蜂蜜按1:1:1比例调和，适量加入药粉，调成糊状，涂于色斑处，留置持续20～30分钟，后用温水洗去，注意局部保湿、清洁，可内服以中药调理增强疗效。

疗程：每日1次，7～10天为1个疗程。

按语：本病多与患者情绪及生活习惯密切相关，应减少日晒时间及保持情绪平稳，同时对于月经不调的女性，及时诊治有利于黄褐斑的消除。

十、名家经验

中药面膜治疗痤疮，根据使用的方药不同发挥不同作用，大抵具有抗炎镇痛、消肿散结、活血化瘀的功效。陈淇等用中药面膜治疗痤疮，结果显示总有效率达90%。面膜组成：白芷20g，刺蒺藜12g，茯苓15g，山药15g，白蔹12g，生白术12g，白鲜皮12g，丹参15g，生大黄12g，葛根15g，天花粉15g，白薇12g，玉竹12g，绿豆50g。刘鸿飞教授等运用中药面膜治疗痤疮，选取中药连翘、夏枯草、益母草、桃仁清热活血化瘀，配以浙贝母、白蔹、冬瓜子，上药各取等份，随症加减，研磨成粉，取蜂蜜和少许蒸馏水调成糊状，留置30分钟后揭下。3天治疗1次，10次为1个疗程。

单敬文教授等提出对于痤疮后期所形成的色素暗沉，应从痰瘀论治。采用科室自制面膜方（当归30g、乳香10g、白术30g、白茯苓30g、蔓荆子20g）治疗痤疮后色素沉着，96例观察组治疗3个月后总有效率（74%）优于88例强脉冲光（IPL）治疗对照组（63.5%）。李伟教授等选取40例运用脉冲光结合射频治疗（E光）联合中药面膜方（当归、丹参、白附子、白芷、白僵蚕等药），达到了养血活血化瘀，濡养肌肤的效果，且未发现不良反应。

十一、古籍摘要

《圣济总录》："面皯者，是粉刺也……有皯如米粒明。"

《外科正宗·肺风粉刺酒渣鼻第八十一》："肺风、粉刺、酒渣鼻三名同种，粉刺属肺，酒渣鼻属脾，总皆血热郁滞不散。又有好饮者，胃中糟粕之味，熏蒸肺脏而成。经所谓有诸内形诸外。宜真君妙贴散加白附子敷之，内服枇杷叶丸、黄芩清肺饮。"

《医宗金鉴》："此证由肺经血热而成，每发于面鼻，起碎疙瘩，形如黍屑，色赤肿痛，破出白粉汁。日久皆成黍米白屑。宜内服枇杷清肺饮，外用颠倒散，缓缓自收功也。"

《诸病源候论》："面黑皯者，或脏腑有痰饮，或皮肤受风邪，皆令血气不调，致生黑皯。五脏六腑十二经血，皆上于面，夫血之行，俱荣表里。人或痰饮渍脏，或腠理受风，致血气不和，或涩或浊，不能荣于皮肤，故变生黑皯。"

《医学入门》："凡风客皮肤，痰渍脏腑，则面生鼾黯。"

《外科正宗》："鼾黑斑者，水亏不能制火，血弱不能华肉，以致火燥结成斑黑，色枯不泽。"

《张氏医通》："面尘脱色，为肝木失荣。"

《医碥》记载："面生鼾黑者，水虚也"。

《太平圣惠方》："治妇人月水不通，年月深远，面上皯黑暗，墨如黑。"

十二、文献推介

贾丽梅，陈雨佳. 2016. 丹连消痤面膜联合中药内服治疗聚合性痤疮的临床观察. 中国中医药科技，23（4）：478-479.

沈胡刚，彭志坚，陆明明，等. 2015. 中药面膜联合异维A酸胶丸治疗肠胃湿热型痤疮临床研究. 中医学报，30（3）：443-445.

王萍. 2007. 中药倒模术结合医学美容外治法治疗痤疮66例临床观察. 甘肃中医，20（11）：24-25.

禤国维. 1996. 皮肤病临证见解. 新中医，28（1）：14.

张展. 2013. 50例中药面膜配合治疗痤疮的疗效观察. 中国医药指南，（26）：477-478.

赵华，白长川. 1996. 自拟中药祛痤面膜粉治疗痤疮126例临床观察. 医学信息，（4）：37-38.

钟江，付兰兰，方刚. 2010. 清痤养颜面膜联合大黄䗪虫丸治疗"瘀血质"痤疮的疗效观察. 辽宁中医杂志，（10）：1956-1957.

钟芹锋，王芳，陈红梅，等. 2014. 自制中药面膜辅助挑治治疗痰热互结型痤疮效果观察. 护理学杂志，29（17）：43-44.

周冬梅. 2014. 当代中医皮肤科临床家丛书（王莒生）. 北京：中国医药科技出版社：118-121.

第十四章 中医药浴

一、定义

依据中医药理论的指导，选取适宜的中草药通过煎汤或浸泡，取药液进行全身或局部外洗，以达到防治疾病目的的中医疗法。依据洗浴部位不同，分为全身洗浴、坐浴、足浴、手臂浴、面浴、浴鼻、目浴等。依据不同的药物配比，广泛用于内科、外科、五官科、妇科、皮肤科等。

二、历史沿革

中国药浴历史源远流长，奠基于先秦，发展于汉唐，充实于宋明，成熟于清代，普及于近代。

诗人屈原于著作中多次描述了沐浴场景，表达其对于洁净崇高理想生活的向往，周朝伊始，香汤浴就流行于贵族之中，所谓香汤，即以草药佩兰煎水进行沐浴，借其气味芬芳怡人，有解暑辟秽、醒神开窍的功效。《山海经·西山经》篇章记载了黄藿用于外洗治疗疥癣，"（竹山）有草焉，其名曰黄藿，其状如樗，其叶如麻，白华而赤实，其状如赭，浴之已疥，又可以已胕"。中医理论典籍《黄帝内经》中有药浴的理论基础，其曰"其有邪者，渍形以为汗"。

现存的汉代《五十二病方》中，载有用雷丸水浴治疗婴儿疼痛、痱，以及酒煮沸以其热气熏蒸来治疗外伤等熏浴方8首。医圣张仲景在《金匮要略》中记录药浴一法，如百合洗方治疗百合病："上以百合一升，以水一斗，渍之一宿，以洗身。洗已。"葛洪于《肘后备急方》中记述了药浴流程，对不同的疾病载有不同的浴法，如酒洗、醋洗、黄柏洗，如"若有息肉突出，以苦酒三升，渍乌喙五枚三日以洗之"，更开创了药浴急救运用的先河："救卒死而四肢不收，矢便者。马屎一升，水三斗，煮取二斗以洗之。"

隋代巢元方撰写的《诸病源候论》中有"食毕当漱口数过"的记载，将含漱药浴治疗方法作为口腔保健法。唐朝以后，医药卫生技术发展，药浴内容大大丰富。王焘记载了大量的美容养颜配方于《外台秘要》中。《备急千金要方》记述了药物局部浴、全身浴的详细方法，将其用于美容美发方面。宋明时期，医学流派争鸣，药浴的临床应用及机制都有了更深入的论述，极大丰富了药浴法的内涵。官修《太平圣惠方》记载熏洗方163首，除内科药浴方外，并有眼科洗方24首、伤科方11首、皮肤方24首。《圣济总录》对外洗的理论进行了探讨："治外者，由外以通内……籍以气达者是也""渍浴法。所以宣通形表，散发邪气，盖邪之伤人，初在肌表，当以汗解，若人肌肉坚浓，腠理致密，有难取汗者，则服药不能外发，须借汤浴，疏其汗孔，宣导外邪，乃可以汗"。儿科钱乙在《小儿药证直诀》中已有用药物煎水浴儿治疗胎热的论述，将药浴用于不便服药的小儿。

金元时期药浴得到进一步发展，元代许国祯编纂的《御药院方》记载了皇室御用的洁面秘方，书中所载美容药物众多，为中医美容学做出了贡献。攻邪派张从正将药浴归入了汗法的范畴，认为药浴为攻祛病邪的主要方法之一，指出："灸、蒸、熏、渫、洗、熨、烙、针刺、砭射、导引、按摩，凡解表者皆汗法也。"

明清时期，药浴达到高峰时期，不但在明清的宫廷秘方中有记载，民间也广为流传，流传许多沐浴、保健、洗眼睛及其他外洗方。临床多与内服法同用，广泛用于急症、内、外、妇、儿、骨伤、皮肤、五官、保健等科。明代的官方《普济方》中列举多种常见药浴的方法，李时珍《本草纲目》在外治中介绍了沐浴、药酒浴等多种药浴方法。《伤科补要》详细记录了伤科熏蒸的具体操作："凡宿伤在皮里膜外，虽服药不能根除，服瓜皮散，次用落得打、陈小麦、艾叶三味，用河水共煎一锅滚透，入小口缸，横板一块，患人坐在板上，再将单被盖身，其汗立至，不可闪开，恐汗即止，病根不除也。"清代的《幼幼新书》集众书之长，药浴内容颇为丰富，将药浴用于治疗儿科外感、疥疮、脾胃病等。《医宗金鉴·外科心法要诀》则于各类疾病中记有洗涤类方，认为："洗有荡涤之功。涤洗则气血自然舒畅，其毒易于溃腐，而无壅滞也……在下部者，浴之，俱以布帛或棉蘸洗，稍温即易，轻者日洗一次，重者日夜洗二次，每日洗之，不可间断。"吴师机于《理瀹骈文》中也提出著名的"外治之理即内治之理，外治之药亦即内治之药，所异者法耳"。即将外治和内治用药理论高度设为一致，只是给药途径不同而已。同时强调外治当与内科用药一致，"外治必如内治者，先求其本，本者何？明阴阳，识脏腑也""虽治在外，无殊治在内也，外治之学，所以颠扑不破者，此也；所以与内治并行，而能补内治之不及者，此也"。根据药浴表现形式的不同，吴师机将药浴细分为熏、洗、沐、浴、浸、喷、浇、淋八法，治疗范围包络临床各科，并列举79首药方。

现代中医药浴进入千家万户，1964年中医学者尚德俊先生对中医药浴文献进行了全面的收集整理和总结，编著了药浴专著《外科熏洗疗法》。后随着学术界对中医研究和实践的深入，临床涌现出大量药浴验方，2007年姚海扬先生将近年药浴研究验方整理并进行了总结，编撰了《中医药浴养生大全》。

三、基本原理

（一）中医原理

药浴属于中药外治技术中的一种，清代吴师机在《理瀹骈文》中提出了"外治之理即内治之理，外治之药亦即内治之药"，完善了外治理论。《医宗金鉴》在谈外用中药时，有"借湿以通窍，干则药气不入"的观点。

中医学认为沐浴法具有浴水的温热之力及药物本身的功效，使周身腠理疏通，毛窍开放，起到解表除热、祛风除湿、疏通经络、温经散寒、调和气血、祛癣生新、杀虫止痒、消肿止痛、祛腐生肌、美肤泽肤、悦颜香身、美发护发、强身保健等作用。另外，如吴师机认为芳香性中药有"通经走络，开窍透骨，率领群药，开结行滞，直达病所"的作用，中医称之为引经药或"透皮促进剂"，因此，在临床药浴实践上恰当选用芳香药物，将会大大提高药浴疗效。

（二）现代医学科学原理

（1）整体作用：药浴的整体作用是指利用药物的皮肤渗透作用，通过人体的皮肤、孔窍、黏膜等部位使药物有效成分进入周身，输布于血络经脉，以祛除病邪、防治疾病。随着对中医药浴外治机制的深入研究，认识到药浴除药物本身进入皮肤肌肉发挥作用外，还有间接调整各系统器官组织功能和机体免疫功能的作用。皮肤吸收的途径主要为：①药物经皮肤黏膜吸收，由角质层和表皮层转运入内，现代解剖生理认识到：皮肤湿度在适宜范围，水合程度越高其渗透和吸收能力也越强，皮肤角质层水量增加可引起表皮细胞活性和扩散系数的增加，从而提高渗透吸收的作用，也从实验上说明了"借湿以通窍，干则药气不入"理论的正确性。②药浴所用药物处方在高温蒸煮过程中产生的挥发油及药雾，通过呼吸道吸入，从肺内给药，使药物通过气血交换作用于脏腑，以纠正脏腑阴阳偏盛偏衰、调和营卫气血。

（2）水的热作用：水的热作用与水温密切相关，药物在不同的水温下有不同的溶解析出度，药物借助热力，激发毛孔舒张，局部血液循环加速，可依据操作目的选择适宜的药物与水温，通过交感神经兴奋性的兴奋传导作用，缓解肌肉疲劳，增强胃肠蠕动功能，而且适当的温度刺激对心血管循环起到良好的锻炼作用，能提高心脏泵和免疫功能。同时沐浴时的水压可以加强呼吸运动和气体代谢，还可以通过压迫外周血管，增加脏器血流量，调节血液再分配，有利于心血管的循环，有利于肝肾、胃肠功能的改善，减少深静脉血栓。水的挤压作用，在药浴时水对肌表不断冲击，起到了类似按摩、推拿的功效，这种按摩有助于皮肤肌肉血管、淋巴管的通畅，从而改善肢体血液循环。

（3）水的蒸发产生雾气，将药液通过口鼻黏膜吸入，滋润诸窍，进一步发挥局部治疗作用。药浴不仅有相应的治疗效果，更可以让患者感到轻松、愉快、自然，从而有利于缓解亚健康，改善健康的状态。

四、适应证和禁忌证

（一）适应证

本法适用于临床各科疾病引起的疼痛、红肿、皲裂、皮疹、瘙痒等症状，以及常规的预防保健。

（二）禁忌证

严重心肺功能不全或低下者，既往有心肌梗死、主动脉瘤、肺源性心脏病、肺动脉高压、重症高血压、有血栓倾向者；皮肤有伤口、开放性骨折者应禁用药浴，防止感染。肿瘤引起的浮肿、妇女妊娠期与经期、手术伤口、男性不育、婴幼儿谨慎药浴治疗。

五、操作规范

（一）中医四诊收集病史资料，辨证施治

术前对患者进行详细的四诊合参，辨证辨病相结合，详细掌握患者基础病史、药物过敏

史等，选择合适的治疗药物及方法。

（二）治疗前医患充分沟通

（1）提醒相关药浴禁忌证，是否药物过敏，是否存在恐水，告知药浴过程中可能会出现的异常，提醒患者药浴过程中如有不适及时告知。

（2）告知患者药浴过程：包括药浴时间、药浴使用的药物、药浴水温范围、注意事项等。

（3）提醒患者药浴中要注意保暖、防止跌倒、避免直接吹风，沐浴后及时更换衣物。

（三）器械检查及患者准备

（1）药浴治疗器具：桶（大/小）、浴盆、纱布、温度计（室温）、水温计、治疗巾或浴巾、备用屏风、坐浴架。

（2）治疗器具准备情况检查：检查治疗器具是否准备妥当、器具清洁卫生情况、药液煎煮情况、室温、水温等。

（3）患者准备情况：嘱咐患者排空膀胱，整理衣物，准备药浴。

（四）医疗安全

（1）进入药浴治疗室的医护人员应佩戴专用帽子和口罩，并应保持整洁。

（2）术前应注意器具的清洁情况及注意筛查患者是否有传染性皮肤病、性病。

（3）沐浴时医护定时巡查，应设有报警装置，同时应注意地面防滑，室内保暖。术后药液及时清理，并嘱咐患者药浴后温水洗浴。

（五）操作过程

（1）全身药浴：是将颈部以下浸入药液中进行的药浴。这种药浴是在浴盆中进行的，故又称为盆浴，也可在较大的木桶中进行，常用于婴幼儿。在浴盆中放入热水，放入煎好的药汁，搅拌均匀即可，控制水温在40℃，每次药浴时间在20～40分钟。

（2）半身浴：是指将腰以下的部位浸入药液中进行的药浴，多用于下肢及下腹部疾病。多选用在浴盆或大木桶中进行，浴者在浴盆或浴桶中取坐位、水液面高度以淹没患者脐部为宜；水药搅拌均匀，浴液温度保持在40℃；浸浴时可活动下肢，进行功能性锻炼，时间可控制在20～60分钟。

（3）足浴：中药足浴通过药物沐足使药物直接作用于足部，并借用熏洗中药物刺激及热量促进机体新陈代谢，达到治疗效果。足浴具体方法：待中药煎好后倒入专用足浴盆中保持恒温，温度保持在45℃，药液以泡过足踝为度，同时可边浸泡边按摩足底穴位。足浴过程中要加强对患者的观察，以患者感到舒适、头部微出汗为度。

（4）肢体浴：又称四槽浴，将四肢浸泡在4个特制槽盆或2个槽盆中，将药液分别倒入槽盆中，加水浸没膝关节以下和肘关节以下部位。浸浴时活动浸泡的各个关节，不断地使用药浴液对关节及肌肉进行按摩、擦洗。

（六）操作流程图（图 14-1）

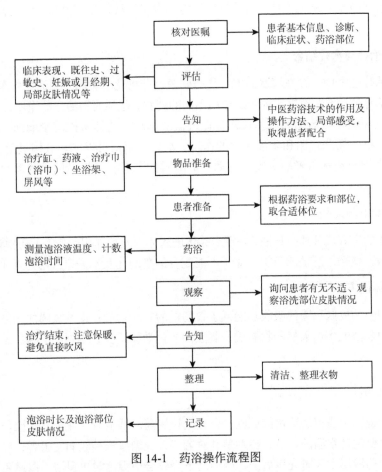

图 14-1 药浴操作流程图

六、优势和注意事项

（一）优势

1. 治病与养生结合

中医药浴是中医外治常用方法，更是常见养生康复、日常保健的重要手段。根据辨证施浴，选用药物适当配伍，可以治疗多种疾病；于日常生活中选用常见的姜、醋、酒、香菜等，亦可有效进行药浴，简便易操作，易于普及。同时通过浸泡洗脱还可以使皮肤毛孔通畅，皮肤的代谢能力及免疫能力增强，减少局部的细菌、真菌增生，促进机体血液循环，改善周身组织细胞的营养状况，降低肌肉组织间的乳酸堆积，有利于消除疲劳、促进睡眠、镇静神经，对正常人的养生保健和患者机体的康复都有促进作用。

2. 内治与外治结合

中医药浴理论认识："外治之理即内治之理，外治之药亦即内治之药"，药浴疗法"虽治在外，无殊治在内也""所异者法耳"。药浴中药物有效成分可借助皮肤吸收进入体内发挥作用，可以起到与内治法相同的治疗效果，如活血化瘀、燥湿止痒、蠲痹止痛、祛风除湿、解毒通络等。而药液与肌肤密切接触，能营养、滋润局部皮肤，保持皮肤正常的湿度，直接于患处局部清热解毒、杀虫止痒、清洁皮肤，力专效宏，故临床内治与外治结合，有利于缩短病程。

3. 药物治疗与水疗结合

在药浴治疗过程中，存在着水温度、压力刺激、药物化学刺激，因而，中医药浴是药物治疗与物理治疗的结合。根据辨证辨病选用不同的药物，起到药物治疗的作用，适当的温度、压力刺激可以加强呼吸运动和气体代谢，促进血液循环，使体液回流量增加，回心血量增加，起到调整机体新陈代谢和防治疾病的作用。水疗作用则可以减轻肢体重量，利于褥疮、烧伤、多发性神经炎等患者的康复。运动功能障碍的患者，可以借助水的浮力作用进行功能恢复锻炼。

4. 独特的给药途径

药浴液中的有效成分通过皮肤、黏膜、雾化进入体内发挥作用，避免了药物对口腔黏膜、消化道的刺激，减轻了肝脏的负担，对于不能配合的婴幼儿及不需口服用药者尤为适宜。

5. 对人体伤害小

由于药浴液的皮肤黏膜的吸收功能低于胃肠道的吸收功能；皮肤黏膜的刺激低于胃肠道的刺激，而中药浴液多由天然药物制成，刺激性的化学物质少，毒副反应少，没有明显的肝肾影响。

（二）注意事项

药浴必须遵循中医辨证论治的原则，合理选择用药。药浴时要注意安全操作，注意防跌倒，在操作时要注意水温的调节，特别是针对老年人及糖尿病神经病变患者，应由医护进行判断，同时趁药液温度高时先熏后洗，当温度下降到合适温度时再浸浴，以避免烫伤，在熏蒸时要注意及时补充水分以防汗出过多、体能消耗过大，水液电解质紊乱。中医述"气随津脱""汗为心之液""汗血同源"，故沐浴时应减少出汗量，避免汗泄无度，真气随之耗竭，伤及心阴，伤及阴血。另外，《伤寒论》中述："淋家、喘家、疮家、亡血家、汗家，病人有寒、胃中冷者，不可发汗。"药浴亦属于汗法，故需谨慎。药浴时要注意药液器具的消毒以防患部感染，在公共药浴场所要隔离传染病患者，以避免交叉感染。因人而异，针对不同患者制订治疗方法，如高血压、心脏病、糖尿病患者不宜用热敷熏蒸的方法，可改用湿敷冷敷；过敏体质者要询问过敏史，以避免药物过敏。

1. 浴前注意事项

药浴之前，医护人员必须对患者进行相关生命体征检查，排除严重心脏病和高血压。如果患者坚持要求治疗，应在监护下进行，并明确告知风险。此外，所用物品需清洁消毒，用具一人一份一消毒，避免交叉感染。

2. 浴中注意事项

药浴过程中密切观察患者生命体征，注意询问有无胸闷、呼吸困难、心慌等症状，注意避风，冬季注意保暖。

（1）洗浴前，先试水温，再慢慢进入浴缸里，温度要适中，不能过热，以免烫伤。

（2）沐浴时要注意室温、水温温差，浴室温度不宜低于20℃，浴完即擦干皮肤，同时减少患者走动，避免跌倒。

（3）低血糖患者在进食后进行，常人饱餐后30分钟内或空腹不宜洗浴。

（4）对于活动受限、老年、儿童患者，不宜单独洗浴，应有家属陪伴，洗浴时间不宜过长。

（5）药浴治疗需要注意控制每次治疗的时长，避免长时间浸泡致局部皮肤水肿。

3. 浴后注意事项

药浴结束后，要注意房间的温度，一般室温控制在25～28℃，以避免因为受潮、受凉而影响治疗效果。接受药浴治疗后的患者需要注意在饮食上加以配合。依据患者病情结合中医药理论进行饮食调护，患者多以碳水化合物、高蛋白、低脂肪、中热量、少刺激、易消化的食物为主，对于牛、羊、鹅等发物慎食，禁食生冷、辛、辣、酸类食物。

七、可能出现的异常情况和防治方法

晕厥

晕厥是药浴最常出现的异常情况，沐浴时间过长、室内温度及水温过高、通风欠佳是造成晕厥的原因之一；其次是过度疲劳后空腹，或暴饮暴食后立即药浴；再者是个体差异，如药物过敏等。

预防措施：①治疗前需对患者进行仔细评估，监测生命体征，询问患者有无疲劳感、是否空腹或暴饮暴食，有无药物过敏，有无高血压、心脏病、低血糖等疾病。②控制好室温和水温的差距，室温应保持在30℃左右，水温保持在40℃左右，室温和水温的差距不宜过大，差距过大容易造成不适。③治疗过程应注意循序渐进，药浴治疗之前，应嘱咐患者用药液擦拭，肢体先进入浴液，慢慢地坐进水中，治疗过程中注意观察患者有无胸闷、呼吸困难、头晕等症状。

急救措施：患者药浴时发生晕厥后立即将其移至阴凉通风处安静平卧，保持呼吸道通畅，注意保暖，密切观察体温、脉搏、呼吸次数、血压、意识、神色、血糖等，必要时予以吸氧。同时应观察发病持续时间及苏醒后的状态，注意昏仆后有无双目上视、斜视，有无四肢抽搐、口吐白沫、口眼㖞斜、四肢厥冷、二便失禁、偏瘫失语等症状及昏倒至苏醒的时间。可行针刺或指掐人中、十宣、合谷、涌泉等穴位以促其苏醒。

八、临床应用

（一）痔疮

中医学认为痔病病机为风湿热邪入侵魄门，经脉阻滞，血液瘀积，热血相搏，气血凝滞而成。

1. 病机

《丹溪心法》指出："痔者皆因脏腑本虚，以致气血下坠，结聚肛门，宿滞不散，而冲突为痔。"故痔疮的发病原因主要是脏腑本虚，而又兼邪气侵袭所致，急性期以标实为主，临床分为以下几种。

（1）气滞血瘀型：肛缘肿胀，隐见紫瘀，内痔脱出，表面紫暗糜烂，疼痛剧烈，肛管紧缩，便秘溲黄。舌质紫暗或有瘀斑，苔白或黄，脉弦或涩。治法：行气化瘀，消肿解毒止痛。

（2）风伤肠络型：便血色鲜红，滴血或射血，或有肛门瘙痒，口燥咽干。舌质红，苔薄白或薄黄，脉浮数。治法：清热凉血祛风。

（3）脾虚气陷型：痔核脱出，不易复位，肛门下坠感，便血色淡，伴气短懒言，纳呆便溏，神疲乏力，面色无华。舌质淡，苔薄白，脉细弱或芤。

（4）湿热下注型：便血色鲜红，量较多，肛内肿物外脱，可自行回缩，或脱出物渗出液较多，黏膜糜烂，或伴大便黏滞不爽，肛门灼热，潮湿不适。舌质红，苔黄腻，脉濡数或滑数。

2. 治疗

处方组成：红藤、野菊花、虎杖、泽兰、败酱草各30g。脾虚气陷型加升麻30g、五味子10g；气滞血瘀型加乳香、没药各20g；风伤肠络型加荆芥、侧柏叶各50g；湿热下注型加黄柏、土茯苓各20g。

用法：将中药饮片粉碎成粗颗粒，将药物放入清水中煎煮至煮沸后15分钟，滤出药液加清水配制至一次治疗所需量，水温在40℃为佳，药浴的适宜时间为15～30分钟。

（二）小儿外感发热

外感发热是指感受六淫之邪或温热疫毒之气，导致营卫失和，脏腑阴阳失调，以发热伴有恶寒、面赤、咽痛、流涕、咳嗽等为主要临床表现。外感治疗以解表散邪为主，药浴正是借助了婴幼儿皮肤薄脆易吸收药物的特性，通过药浴汗法解表祛邪，对于小儿不便服药的特点极为适用。

1. 病机

外感发热的病理性质为邪气亢盛，病性属实。其不同的病变和临床表现，则是由外感六淫的性质和病邪损伤的脏腑部位所决定。

2. 治疗

方药一

主治：外感发热，邪正相当。

处方：柴胡20g，防风20g，荆芥30g，藿香30g。夹暑热加佩兰30g；夹风热加金银花、连翘各30g；高热者加麻黄10g，桂枝15g，石膏100g。

用法：将中药饮片粉碎成粗颗粒，每袋120g，装袋备用。使用时，将药物放入清水中煎煮至煮沸后6分钟，滤出药液加清水配制至一次沐浴所需量，水温在40℃为佳，药浴的适宜时间为15～30分钟，以达微微汗出为度。

方药二

主治：气血虚弱，外感发热。

处方：柴胡20g，青蒿20g，薄荷20g，连翘20g，荆芥20g，仙鹤草50g，苍术10g。

用法：将中药饮片粉碎成粗颗粒，每袋120g，装袋备用。使用时，将药物放入清水中煎煮至煮沸后6分钟，滤出药液加清水配制至一次沐浴所需量，水温在40℃为佳，药浴的适宜时间为 15～30 分钟，以达微微汗出为度。

（三）脚癣

脚癣是由致病性真菌导致的足部皮肤疾病，具有一定传染性，表现为趾蹼间水疱、脱皮或皮肤发白湿软，可伴有局部糜烂或皮肤增厚、粗糙，多伴有剧痒。通过中药沐浴及沐足治疗可以有效控制脚癣的症状及病程。

处方：苦参 20g，白鲜皮 20g，艾叶 20g，连翘 20g，土茯苓 20g。

用法：将中药饮片粉碎成粗颗粒，每袋 100g，装袋备用。使用时，将药物放入清水中煎煮至煮沸后 15 分钟，滤出药液加清水配制至一次足浴所需量，水温在 40℃为佳，足浴的适宜时间为 15～30 分钟，以达微微汗出为度。注意器具的清洁，最好做到自备器具。

（四）银屑病

银屑病是临床常见的慢性炎症性复发性皮肤病，其典型皮损为鳞屑性红斑，亦有红皮病型、脓疱型等不同表现。本病病程迁延，病情易反复。通过中药外洗可以辅助治疗，改善局部皮损，缩短病程。

处方：苦参、丹参、当归、赤芍、地肤子、蛇床子、白鲜皮、生地黄各 30g。

用法：将中药饮片粉碎成粗颗粒，装袋备用。使用时，将药物放入清水中煎煮至煮沸后 15 分钟，滤出药液加清水配制至一次沐浴或局部外洗所需量，水温在 40℃为佳，适宜时间为 15～30 分钟，以皮肤潮润为度，7 次为 1 个疗程。

（五）慢性肾衰竭

慢性肾衰竭（CRF），多由各种病因引起肾脏损害，肾功能进行性恶化，至终末期肾病，肾血清肌酐清除率低于 15%时，出现厌食、恶心、呕吐、腹胀、口腔有氨臭味、上消化道出血等一系列的毒素蓄积临床综合征。通过中医药浴治疗可以促进毒素排泄，减轻患者不适症状。

处方：苏叶 30g，荆芥 15g，桂枝 20g，细辛 15g，土茯苓 60g，益母草 50g，金银花 50g，地肤子 30g。

用法：将中药饮片粉碎成粗颗粒，装袋备用。使用时，将药物放入清水中煎煮至煮沸后 15 分钟，皮肤瘙痒患者加入米醋少许共同煎煮，滤出药液加清水配制至一次沐浴或局部外洗所需量，水温在 40℃为佳，适宜时间为 20～30 分钟，以皮肤汗出为度，7 次为 1 个疗程。

九、治未病

药物洗浴具有良好的改善亚健康的功能，对于大脑疲劳、失眠、焦虑、食欲不振等有着独特的优势。

（一）慢性疲劳综合征

1. 概述

临床认为长期精力和体力的过度消耗、长期睡眠障碍、心理障碍、免疫功能低下、病毒感染等因素均可导致疾病发生。慢性疲劳综合征以虚弱性疲劳为主要临床表现，随着时间的推移及病情发展，患者临床症状得不到缓解而逐渐加重，其中睡眠障碍是慢性疲劳综合征患者常见的症状之一，患者由于睡眠障碍所致精神及机体功能不能得到充足休息，从而进一步加重了患者的疲劳状态。

2. 治疗

本病多属肝郁脾虚证。主症：疲乏无力、头晕心悸、面色苍白、心悸失眠；次症：唇甲无华、神疲懒言、饮食减少；舌质淡，脉细弱。

药浴处方：鸡血藤 60g，佩兰 50g，薄荷 50g，艾叶 60g，泽兰 100g，白芍 50g，甘草 30g，冰片 6g。

用法：将所有中药材制成粉末，取 100g 用纱袋包装，煎煮 15 分钟，取药液放入木桶中，选用 38～40℃的热水调和至一次沐浴所需量，每次 10～35 分钟，每日 1 次，15 天为 1 个疗程。

（二）失眠

1. 概述

失眠是指入睡困难或维持睡眠障碍，导致睡眠时间减少或质量下降，不能满足个体生理需要，影响日间正常工作、学习或生活。失眠除了可引起疲乏、头晕、头痛、耳鸣、心悸等不适症状外，还可导致抑郁症、焦虑症、中风、心绞痛、高血压的发生。

2. 辨证

（1）阴虚火旺型：症见心烦失眠，入睡困难，手足心热，咽干口渴，口舌糜烂等。

（2）心肾不交型：症见心烦失眠，头晕耳鸣，夜间盗汗，神萎乏力，腰膝酸软等。

（3）心虚胆怯型：症见虚烦不得眠，入睡后又易惊醒，终日惕惕，胆怯恐惧，心神不安等。

（4）痰热内扰型：症见心烦失眠，口苦目眩，头昏胸闷，恶心嗳气，食欲不振等。

3. 治疗

基础药物组成：川芎 60g，首乌藤 60g，合欢皮 60g，薰衣草 30g。阴虚火旺型加生地黄 60g，白芍 50g；心肾不交型加栀子 60g，肉桂 10g，黄柏 20g；心虚胆怯型加艾叶 50g，桂枝 60g；痰热内扰型加土茯苓 100g，大黄 20g，竹茹 100g。

用法：上药煎汤入水，水温控制在 40℃，可沐足，亦可沐浴。7 天为 1 个疗程。

十、名家经验

（1）羌活、防风、薄荷、黄芩、白附子各 15g，生川乌 5g，全蝎 3g。用药方法：稍煎即取，加酒 10 余滴，置小口容器内，以头就之，熏蒸痛处，有汗即停，日熏 2 次，一般 5～6 次即愈。适应证：风邪头痛，头痛目眩，发热身有汗，恶风，痛若抽掣，脉浮。

（2）苍术、川芎、京菖蒲、薄荷各 10g，生南星 6g，冰片 0.5g（后下）。用药方法：以水适量，煎煮见沸，另置于小口容器内，前额近之，有汗为佳，日熏 2～3 次。适应证：湿浊头痛，头痛且重，天阴易发或加重，腹脘满闷不适，肢体困重，舌苔白厚腻，脉濡或濡细。

（3）柴胡、当归、薄荷、钩藤、龙胆草各 15g。痛甚加全蝎 9g。用药方法：稍煎即停，不宜过热，倾于钵内，头之一侧轻贴于钵沿，两侧交替熏之，日 2～3 次，嘱静养勿躁，忌食辛辣。适应证：肝经郁热上干清阳之头痛。头痛且胀，恼怒易作，两颞跳痛如牵如掣，口干，胁胀，嗳气，舌质红，苔薄黄，脉弦或弦数（单元，方昉. 2000. 单健民主任医师用中药熏洗法治疗头痛的经验. 陕西中医，（2）：73.）。

十一、古籍摘要

《山海经·西山经》："（竹山）有草焉，其名曰黄蘿，其状如樗，其叶如麻，白华而赤实，其状如赭，浴之已疥，又可以已胕。"

《礼记·曲礼》："头有疮则沐，身有疡则浴。"

《伤寒杂病论》："上以百合一升，以水一斗，渍之一宿，以洗身。洗已。"

《肘后备急方》："若是热，即取黄柏一两、黄芩一两，切作汤洗之……若有息肉突出。以苦酒三升，渍乌喙五枚，三日，以洗之""救卒死而四肢不收，矢便者。马屎一升，水三斗，煮取二斗以洗之"。

《圣济总录》："渍浴法。所以宣通形表，散发邪气，盖邪之伤人，初在肌表，当以汗解，若人肌肉坚浓，腠理致密，有难取汗者，则服药不能外发，须借汤浴，疏其汗孔，宣导外邪，乃可以汗。"

十二、文献推介

马阳春. 2013. 药浴过程中预防晕厥的方法. 中国民间疗法，21（7）：71.

齐珍. 2018. 浅谈藏医药浴的注意事项. 临床医药文献杂志，5（96）：91.

田硕，白明. 2019. 中药临床外治技术规范的现状及发展趋势. 中国实验方剂学杂志，25（4）：1-5.

姚海扬. 2007. 中医药浴养生大全. 北京：北京图书馆出版社.

于智敏. 1991. 论中医药浴的优势. 中医药学报，（3）：14-15.